SHODENSHA
SHINSHO

「超・長寿」の秘密

――110歳まで生きるには何が必要か

伊藤　裕

JN129176

祥伝社新書

はじめに——男性最高齢者とお会いして

その人は、まさに静穏《せいおん》としておられました。

私がお会いした渡邉智哲《わたなべちてつ》さんは、1907（明治40）年3月5日生まれの御年《おんとし》112歳。現在、日本人男性の最高齢者です。長寿大国・日本といえども、110歳以上の方は146人しかいません（総務省「2015年国勢調査」）。しかも、そのほとんどが女性であり、男性は圧倒的に少数派です（男女比は25対1）。

渡邉さんは、新潟県東頸城《ひがしくびき》郡浦川原《うらがわら》村（現・上越《じょうえつ》市）に地主の長男として生まれました。新潟県立高田農学校（現・新潟県立高田農業高校）を卒業すると、当時日本領だった台湾に渡り、大日本製糖に勤務します。第2次世界大戦が始まると従軍もしています。戦後は故郷に戻り、公務員として定年まで勤め上げました。定年後は畑仕事をもっぱらとし、趣味の盆栽《ぼんさい》に精《せい》を出したそうです。家族関係は、51歳の時に最初の妻と死別。53歳で再婚し、その方にも88歳の時に先立たれています。108歳まで息子家族と同居しており、最初は孫たちと、後年はひ孫たちと暮らしていました。さまざまな人生のステージを経験されてきたわけです。

２０１８年12月、冷たい雨のなか、上越市の施設を訪ねた時、渡邉さんは背筋を伸ばし、車いすにしっかりとした姿勢で座られていました。血色が良く、きめ細かでみずみずしい肌をされています。すこし耳が遠いため、時折《ときおり》筆談になりましたが、受け答えは明瞭でした。

記憶力・計算力・言語的能力・図形的能力などを検査するＭＭＳＥ（認知状況短時間検査）をさせていただくと、「１００引く7は？」に正答。「ヒヨコ」を逆から言うこともできました。こちらが述べた三つの単語「桜」「猫」「電車」を、他の話をしたあとでも覚えていました。

他にも簡易検査として、こちらが中指と薬指と親指でキツネの形を作り、真似《まね》てもらいましたが、これもクリアしました。アルツハイマー型認知症の初期の人は、頭《とう》頂葉《ちょうよう》の血流が悪くなり、空間認知機能が低下して、目で見たものの位置や形が認識できなくなるのです。これらから、渡邉さんは認知症とは判定されませんでした。

テレビはあまり見られませんが、新聞は毎日、熱心に読まれるそうです。伝い歩きもできますし、車いすにも自分で移ります。また、これまで病気らしい病気をしたことがなく、医療費は50年以上で約230万円だったそうです（ご家族が医療費受領書を残されています）。長生きをしたからといって、必ずしも医療費が嵩《かさ》むわけではないのです。

日本では現在、100歳以上の方が6万人以上に達し、しかもどんどん増えています。いっぽう、110歳以上は146人と、極端に減ってしまいます。つまり、100歳と110歳の間には、大きな「壁」があるのです。

本書では、この壁を乗り越えて110歳まで、しかも渡邉さんのように元気に生きる秘訣を探っていきます。そのカギを握るのは遺伝子です。よく「長寿家系」ということを聞きますが、私たちは遺伝による〝縛《しば》り〟を超えられないのでしょうか。

いいえ、そんなことはありません。「遺伝子を使う」ことで、「超・長寿（私が今回定義する、100歳と110歳の間にある壁を乗り越えて健康に、そして幸福に生きること）」は実現できます。そう、超・長寿者になれるのです。そのことを、最新の知見とともに明らかにしていきます。

目次

第1章 二極化する、日本人の寿命

第2章

長寿エリート

第3章

遺伝か、環境か

第4章

遺伝子に秘められた「幸運」と「幸福」

第5章

臓器の記憶

第6章

遺伝子のダメージを修復する

第7章 「超・長寿」を実現する最先端医療

第8章 「遺伝子が使われる」生活

図表作成　篠　宏行

第1章

二極化する、日本人の寿命

超・超高齢社会の到来

日本の高齢化率（65歳以上の高齢者の全人口での割合）は1970年に7％を超え、国連が定義するところの「高齢化社会」が到来しました。1994年には14％を超えて「高齢社会」（同定義）、2007年には21％を超えて世界で逸早《いちはや》く「超高齢社会」に入りました。2017年は27・7％に達していますが、28％を超えると「超・超高齢社会」と呼ばれるウルトラ・スーパーな世の中となります。

また、日本人の平均寿命は戦後、衛生・栄養環境の整備、国民皆保険制度の実施、献身的な医療者の姿勢などに支えられて順調に延《の》び続け、現在、女性は87・26歳で世界第2位、男性は81・09歳で第3位です（厚生労働省「2017年簡易生命表」）。

いっぽうで、少子化の進行は歯止めがかからず、日本の人口は、2004年に1億2784万人とピークを迎えると、その後は減少の一途《いっと》をたどり、現在は1億2644万人です（総務省統計局2018年10月確定値）。

日本の出生率は1974年以降、人口置換水準率（長期的に人口が安定的に維持されるために1人の女性が一生の間に産む子どもの数）である2・08を大きく下回り、出生率は1・43と低水準のまま回復しません（厚生労働省「2018年人口動態統計」）。2060年には人口は8670万人にまで減少すると推測され、高齢化率は40％に達する見込みです。

このように、日本は、健康大国として世界から羨望《せんぼう》の的《まと》であると同時に、近い将来続々と「超高齢社会」に突入する中国をはじめとする各国から、その対応について固唾《かたず》を呑《の》んで見守られているのです。

一般的に、100歳以上の方々は「百寿者《ひやくじゆしや》（センテナリアン）」と呼ばれます。その人数は爆発的に伸び続け、「はじめに」でも述べたように現在6万人を突破。数においても伸び率においても、日本は世界の最高峰です。さらに、2007年生まれの日本の子どもたちの半数は、107歳まで生きられるという推定がなされています。にわかには信じがたいですが、これは100年後の世界です。

今から100年前と言えば1918（大正7）年、第1次世界大戦が終わり、松下《まつした》幸之助《こうのすけ》が松下電気器具製作所（現・パナソニック）を設立し、田中角栄《たなかかくえい》が生まれた年です。ここからの時代の変遷を考えると、今から100年後の世界がそのようになっていることもあり得るかもしれません。
最近、「人生１００年時代」という言葉を見聞きしますが、これは、それまでこの世界が持ちこたえていることが前提です。日本の超・超高齢社会が持続する（サステナビリティ）には、たくさんの問題に私たちは取り組まなくてはならないのです。

人間の寿命には限界がある

２０１６年、衝撃的な報告がなされました。人間の寿命の限界、すなわち「限界寿命」は１１５歳あたりかもしれない、というのです。これは、平均寿命が延びるいっぽう、最高年齢者の上限が頭打ちとなり、１１５歳以上ではない事実に拠《よ》っています(Dong X, Milholland B & Vijg J Nature 538:257-259, 2016)。

図表１は、これまでに発表された最長寿者を示しています。最高齢はジャンヌ・カルマンさんの１２２歳ですが、これは、数百年に１回というきわめて稀《まれ》な

出生年	死亡年
1875	1997
1880	1999
1900	2018
1875	1993
1880	1998

出生年	死亡年
1897	2013
1882	1998
1891	2007
1870	1985
1896	2011

Research Group）

図表1　長寿記録

女性

名前	国籍	年齢
ジャンヌ・カルマン	フランス	122歳164日
サラ・ナウス	アメリカ	119歳 97日
田島ナビ	日本	117歳260日
ルーシー・ハンナ	アメリカ	117歳248日
マリー・メイユール	カナダ	117歳230日

男性

名前	国籍	年齢
木村次郎右衛門	日本	116歳 54日
クリスチャン・モーテンセン	アメリカ	115歳252日
エミリアーノ・メルカド・デル・トロ	プエルトリコ	115歳156日
マシュー・ビアード	アメリカ	114歳222日
ウォルター・ブルーニング	アメリカ	114歳205日

（Gerontology

例です。男性は、日本の木《き》村《むら》次《じ》郎《ろう》右《え》衛門《もん》さんの１１６歳が最高齢です。やはり、人間としての寿命は１１５歳あたりで、１２０歳前後が限界と思われます。

もちろん、ｉＰＳ細胞やゲノム編集技術（第７章で詳述）などのような、それまで想定すらできなかったノーベル賞級の発見が今後なされるかもしれないことを考えると、この推定は無意味だとの批判もあります。しかし、私は、現在の人間の定義——身体の大半を機械などで代替することなく、自《みずか》らの脳と肉体で存立する存在——を変えない形での寿命の限界は、このあたりかもしれないと考えています。

図表2は、年齢が進むにつれて人口がどう変化したかを示した生存曲線の時代変遷です。縄文時代は、20歳ぐらいで半分以上が死に絶えましたが、50歳以上生きた縄文人もいたようです。

生存曲線は今から約100年前、大正年間に変化、いわゆるS字曲線になっています。ある年齢まではなかなか死ななくなったのです。当時、抗生物質はまだ開発されておらず、女性は出産にかかわる死亡が多く、男性と女性の生存曲線は重なっていました。その後、現在に至るまで、生存曲線は順調に右に移動、すなわち平均寿命が延びたわけですが、女性のほうがより右に、つまり長生きになっています。

生存曲線がゼロになる点が115歳を超えないで、今後、平均寿命がどんどん延びた場合、みな100歳まで元気なまま、115歳あたりで一気に死ぬようになるのでしょうか。

私はそのようなことはないと思っています。

現在、医療現場では、「平均寿命」と「健康寿命」の差が深刻な問題となっていま

図表２　生存曲線の変遷

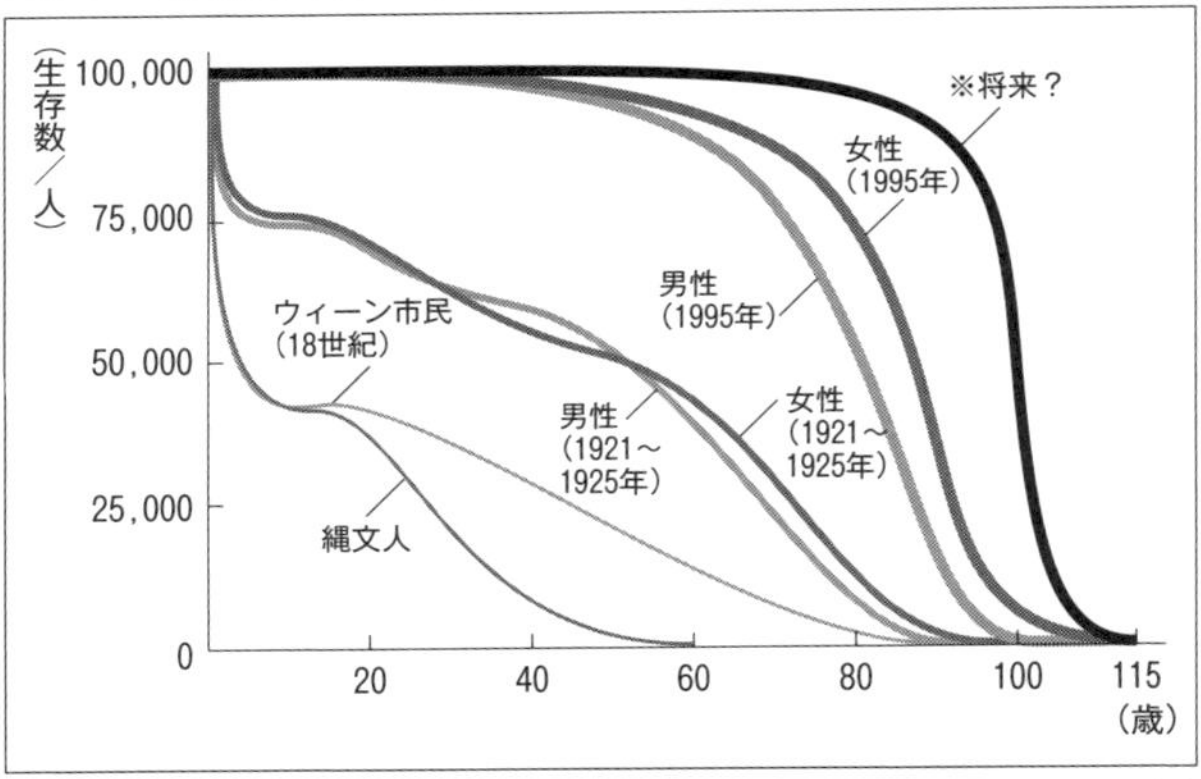

（小野寺淳一「縄文人は、短命だった？」『環境研ミニ百科』第30号に、伊藤が※を追加）

す。「健康寿命」とは、１人で自立して社会生活が営《いとな》める期間のこと。では、「健康」とは何か。これは大きな問題ですが、簡単に言えば五体満足。つまり、頭・首・胸・手・足の五つが問題なく動くことです。たとえば、寝たきりにならない、認知症がない状態です。

「健康寿命」は男性72・14歳、女性74・79歳であり（厚生労働省「２０１６年国民生活基礎調査」）、男女ともに「平均寿命」と10年の開きがあります。この差は、医療技術が進んでもいっこうに縮《ちぢ》まる気配がありません。

私は、今後「平均寿命」が「限界寿命」

に近づいても、この差は縮まることはないのではないかと恐れています。

三つのグループ

「平均寿命」と「健康寿命」の差が縮まらないのであれば、来る《きた》人生100年時代は「百寿社会（100歳の人が生き生き溌剌《はつらつ》として生きられる社会）」にはならないのでしょうか。

私はそうとも思っていません。

なぜなら、「平均寿命」はまさに生命が尽きるまでの期間、いわゆる「生命寿命」の「平均値」でしかないからです。

私たちは、世間の集団を、平均的な人の集まりと考えがちです。もちろん、ばらつきがあることは理解されていますが、いわ

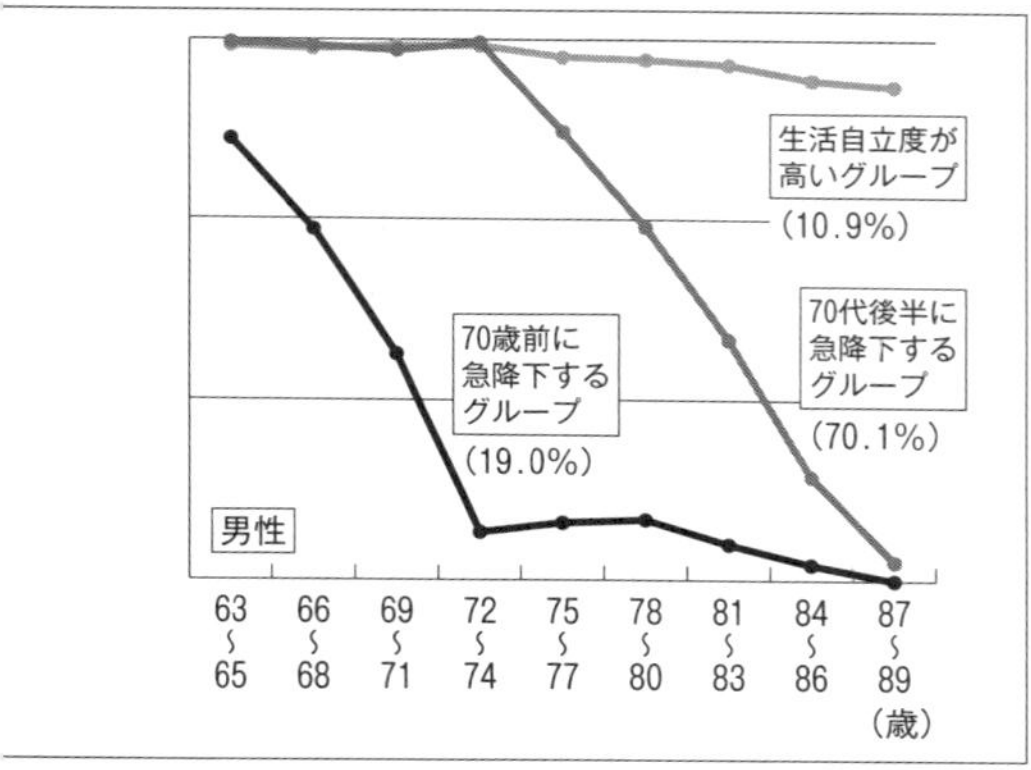

弘子「長寿時代の科学と社会の構想」『科学』2010年1月号より）

図表3　60代以降の健康状態

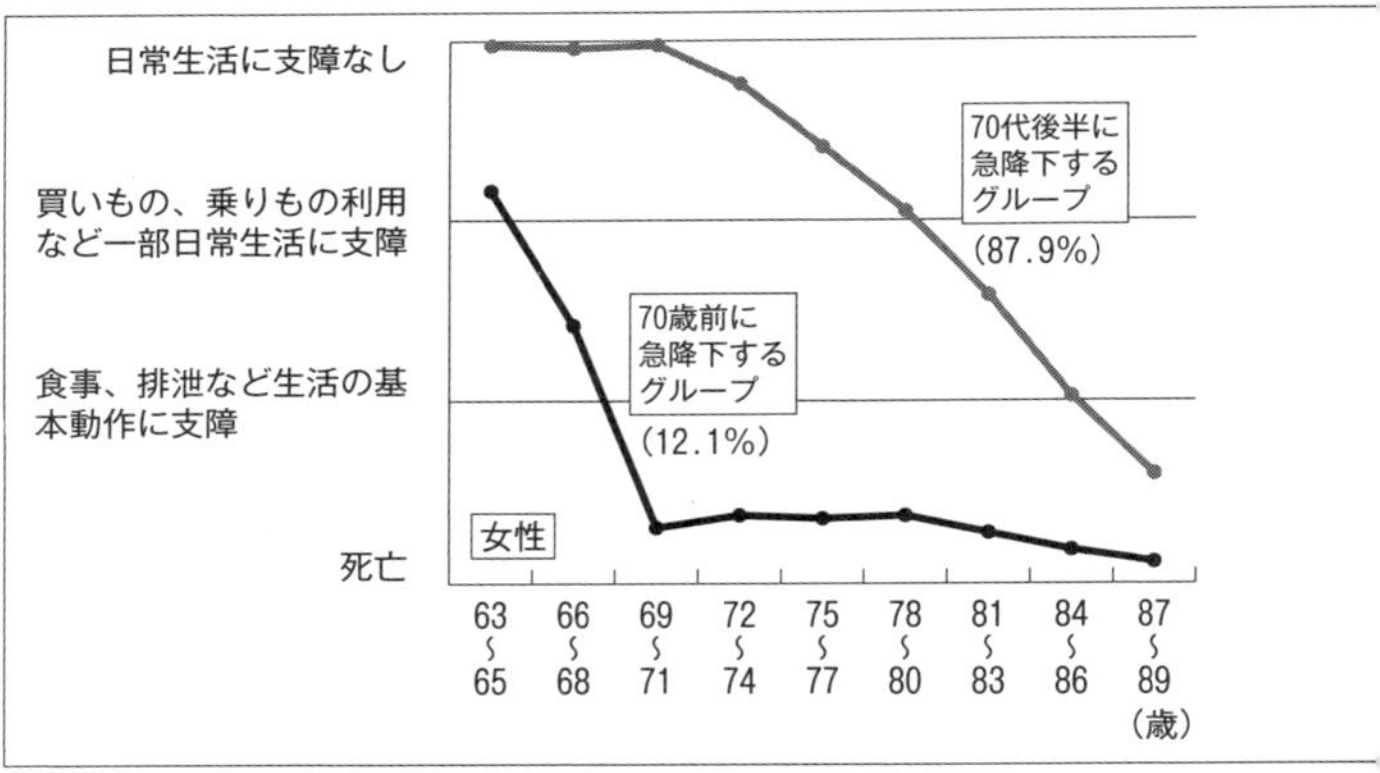

（秋山

ゆる正規分布を取る。つまり、平均値の人がもっとも多く、平均値から遠のくにつれて、だんだん数が減っていくと思いがちです。しかし、現実ではそうならないことも多々《たた》あります。

図表3は、年齢を重ねるなかで、高齢者がどのような生活をすることになるのか、その経過を示したものです。1987年、60歳の6000人をフォローした結果ですが、私はこれを見て大変びっくりしました。

男性の19・0％は、60代後半で障害が出始め、70代になるとあっという間に人の世話になるようになり、その後、死ぬまでその状態が続く。つまり、この段階で「健康寿命」が尽きています。いっぽう、70・1%は70代後半から障害が出現して、「平均寿命」近くで人の世話になるようになります。また、生涯、人の助けを必要としない人も10・9%います。

女性の12・1%は、60代半ばで「健康寿命」が尽きてしまいますが、残りのほとんど、87・9%は70歳頃より障害が見え始め、徐々に障害が進み、85歳頃でかなりの障害となり、「平均寿命」まで生きます。

つまり、私たちは特徴あるいくつかの集団、サブグループに分かれて生きているのです。けっして、正規分布を示す形で人生や生活のパターンは進んでいません。

統計学は、これまで数学的確率論として発展してきました。その草分け的存在である、統計学者ケトレーは、「平均人」で人々の将来を推定・予測しようとしました。彼は、「平均人＝正常人＝理想の人物像」と仮定、社会の啓蒙が進むにつれて、さまざまな人々のこの平均からの隔《へだ》たりは徐々に減少していくに違いないという仮説で、理論を展開しました。

しかし、前述のように、実際の社会はこの仮説とはほど遠いものです。

寿命の「勝ち組」と「負け組」

２０１２年、内閣府が行なった健康状態の意識調査によれば、80歳以上の方で自分が健康であると思っている人・普通と思っている人・良くないと思っている人は、ほぼ3分の1ずつでした。三つのグループに分かれていたわけです。

語弊《ごへい》があるかもしれませんが、寿命には「勝ち組」と「負け組」があります。私は、人生１００年時代、私たちの人生は今後大きく二極化していくのではないか、と考えています。つまり、１００歳まで生き生きと生活して１１５歳の天寿を全《まっと》うする人たちと、アップアップで１００歳までたどり着き、周囲の人の介助でかろうじて生きている人たちです。

はたして、私たちを待ち受ける未来社会は、寿命においても「格差社会」になってしまうのでしょうか。

いっぽうでは、健康長寿についての明るい話題もあります。介護不要者の割合は高齢者のなかで84％もおられます（みずほ銀行「２００７年産業調査」）。しかも、この割合は、２０５０年になっても維持されると推定されています。

80歳以上の平均歩行速度は、1992年には0・8m／秒程度でしたが、2002年は1・0m／秒と、伸びています。

また、高齢者はインターネットを使いこなせないと思われがちですが、70〜80歳では、2008年のインターネット利用率が28％であったのに対し、3年後の2013年には43％にまで伸びています。

つまり、元気な高齢者もたくさんおり、かつ、その数は増えているのです。

男性10％に注目せよ

私が注目しているのは、図表3（20〜21ページ）における男性の10・9％、すなわち生活自立度が高いグループです。彼らは大変元気で、介護を受けずに90歳まで自立しています。この「スーパー元気な男性たち」の存在は、これまで注目されていませんでしたが、私は、健康長寿における新しい研究対象であると考えています。

私のこれまでの診療経験から、その印象を述べれば、彼らはとにかく明るく、活気があり、生気《せいき》がみなぎっています。周囲の人たちも、そばにいると、元気がもらえるように感じられることが多いようです。存在感もあります。

中国の古典『管子《かんし》』内業篇《ないぎょうへん》には、あらゆる物質は「気《き》」を持っており、「気」の純度が上がると「精《せい》」となって生命が宿《やど》る。さらに純度が極《きわ》まると「神《かみ》」になり、周囲にその影響をおよぼすと書かれています。

つまり、いくつになっても「神気《しんき》」を宿しており、「神気」を宿しているからスーパー元気でいられるのです。まさに、2016年流行語大賞となった「神《かみ》ってる」状態です。

その具体例を挙げるなら、2018年にマレーシアの首相に返り咲き、22年間の最長在任期間を誇る93歳のマハティール・ビン・モハマドさんです。マハティール首相は90歳過ぎとは思えないほど活力に満ち、国と国民を引っ張っています。

スーパー元気な10％の男性たち、すなわち「スーパー元気なおじいちゃん」は中肉中背で姿勢がいい。関西弁で言う「しゅっと」しています。そして、歩く速度が速く、声が大きいです。この事実は、筋肉そして骨の大切さを物語っています。

また、「スーパー元気なおじいちゃん」は、食欲が落ちません。肉を食べることを厭《いと》わない人が多いです。私の大学・学部の大先輩である日野原重明《ひのはらしげあき》先生は、105歳でお亡くなりになりましたが、晩年に出席された同窓会の時、ステーキが好きだと豪語されていました。肉を食べられるほどに、胃腸が丈夫《じょうぶ》だからこそ、元気で長生きされたのです。健康な体は、健康な胃腸に宿ります。

強靭《きょうじん》な脳・筋肉骨格・胃腸が「スーパー元気なおじいちゃん」の三種の神器です。この三つの強い臓器を作り出し、そして維持することが必要です。

ボストン大学医学部のニューイングランド百寿者研究では、739人（男性216人、女性523人）のセンテナリアンのうち、自立して生活できる人は男性が31・0%、女性が14・3%でした。また、認知力テストのスコアは男性が27・9点、女性が22・7点と、明らかに男性のほうが、元気度が高いことが報告されています（Terry DF et al. Arch Intern Med 168:277-283, 2008）。

「スーパー元気なおじいちゃん」に対し、「スーパー元気なおばあちゃん」はなかなかいないのが現実です。女性はいわゆる足腰が弱くなりやすいからです。女性はもともと男性に比べ、筋肉量が少ないうえ、閉経期以降に女性ホルモンが大きく低下することで、骨粗鬆症《こつそしょうしょう》が進み、骨折のリスクが男性より高くなります。実際、女性のセンテナリアンの半数に、骨折の経験があります。

とはいえ、センテナリアンにおける男性の割合は10〜20％であり、圧倒的に女性優位です（最近、徐々に男性の割合が増えてきています）。「そこそこ元気なおばあちゃん」はたくさんいるのです。介護が必要になっても、認知症がある程度進んでも、生命を脅《おびや》かすような病気（がんや感染症）に対して、同年代の男性よりも抵抗力があるわけです。

29ページの図表4は、大阪大学大学院人間科学研究科の権藤恭之《ごんどうやすゆき》教授がまとめたもので、東京のセンテナリアン３０４人を対象に、認知症・自立生活・視聴覚機能によって四つのグループに分けています。これを見ると、男性のほうが女性より認知症が少なく、完全自立の生活を営《いとな》むことができ、視聴覚障害のない人は4倍も多いことがわかります。いっぽう、女性は認知症があり、介助を必要としながらも、１００歳を超えて生きている方がたくさんいます。

長寿の大敵、フレイルとサルコペニア

日本ではこれまで、肥満やメタボリックシンドローム（内臓脂肪症候群。略称・メタボ。内臓の周囲に脂肪が溜《た》まることで脂質《ししつ》異常、高血糖《こうけつとう》、高血圧となる状態）が、健康問題として大いに注目されてきました。しかし、これらは中年にとっての課題であり、超高齢社会においては、るい痩《そう》（やせている状態）のほうがはるかに大きな問題です。

一般に、年齢を重ねるにつれて体重は低下していき、やせ——体格を表わすボディマス指数（BMI＝体重÷（身長×身長））で18・5以下——は75歳ぐらいからどんどん増えていきます。85歳以上では女性で約20％、男性で約10％となり、女性のほうが深刻です。

やせは筋肉量の減少によって起こり、その結果、「フレイル（虚弱）」という病態が引き起こされます。次の5項目の3点が当てはまるとフレイルと見なされます。

1　体重が減少（年間4・5kg、または5％程度以上の減少）

2　歩行速度が低下（0・3m／秒以下）

図表4　超・長寿者の健康状態

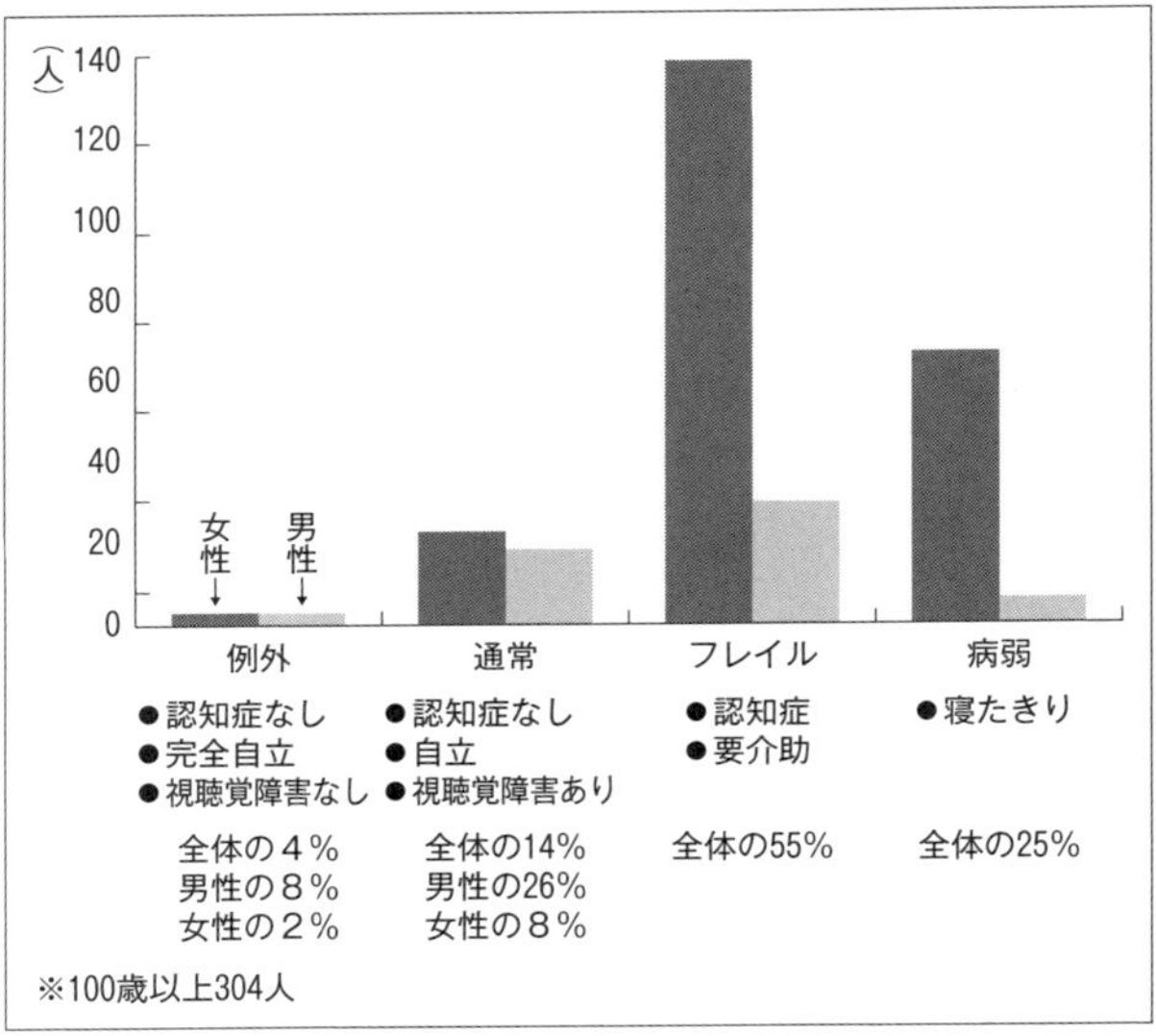

（広瀬信義著『人生は80歳から』より）

3　握力が低下（男性26kg未満、女性18kg未満）

4　疲れやすい

5　身体の活動レベルが低下

2の歩行速度0・3m／秒とは、信号が赤から青に変わり、横断歩道を渡り始めて、信号が赤に変わらないうちに渡りきることができる速度です。

　フレイルになると、転倒の発生は1・3倍、移動能力の悪化は1・5倍、日常生活レベルの悪化は2・0倍、初回の入院は1・3倍、死亡は2・2倍になることが知られています。フレイルによって寝たきりとなり、要介護になる高齢者は75〜79歳で7%、80〜84歳で12%、85〜89歳で25%、90歳以上で44%に上ります。

フレイルの原因は主に筋肉量の低下ですが、筋肉量の低下状態は「サルコペニア(sarcopenia)」と呼ばれます。サルコペニアとは、筋肉(サルコ)が少ない(ペニア)ことを指しています。

サルコペニアに該当するのは、DXA(dual energy X-ray absorptiometry)という測定法では男性7・0kg/m^2未満、女性5・4kg/m^2未満、BIA(bioelectrical impedance analysis)という測定法では男性7・0kg/m^2未満、女性5・7kg/m^2未満です。

「スーパー元気なおばあちゃん」が少ないのは、女性にとって、このサルコペニアの問題がきわめて大きいからです。その対処法は、第7章で述べます。

病気したほうが長生き⁉

ボストン大学医学部では、センテナリアンを次の３グループに分けています（カッコ内は割合）。

サバイバー：80歳以前に糖尿病や心筋梗塞《しんきんこうそく》など大きな病気を経験した人（43％）
スローワー：80歳以降にはじめて大きな病気を経験した人（45％）
パーフェクター：１００歳を過ぎても病気らしい病気をしていない人（12％）

このような調査結果から、病気の「コンプレッション（圧縮）」という考えが生まれました。すなわち、人の一生のなかで起こる病気をなるべく人生の最後に持っていく、押しやる。つまり、圧縮することができる人が長生きするという説です。

これは「無病息災」という考えです。95歳以上の方とそれより若い方で、がん、心臓病、糖尿病、高血圧、骨粗鬆症がいつ起こったかを比較したアメリカでの調査では、95歳以上の人々で遅く起こり、発症時期に18〜24年ほどの差があったという結果が示されています（Ismail K et al. J Am Geriatr Soc 64:1583-1591, 2016）。

しかし実際には、若い時に病気になっても長生きしているサバイバーの方もたくさんいらっしゃいます。この方たちは「一病息災」です。病気にかかりにくいと、確かに寿命が長くなる確率は高くなりますが、病気になったからといって長生きをあきらめる必要はないのです。

先に述べたボストン大学医学部のニューイングランド百寿者研究の調査では、32%の人がサバイバーで、男性は27%、女性は34%でした。

さらに、サバイバーとスローワーで日常生活の独立度を比較したところ、まったく差がなく、どちらも自立している人が多かったことが明らかになりました。病気になったからといって、自立度が落ちるわけではないのです。サバイバーのうち男性72%、女性34%に身体障害が認められず、自立した生活を営めていました。

つまり、病気の圧縮だけでなく、「身体障害（disability）が圧縮されること」が長寿の秘訣《ひけつ》なのです。病気になっても、それを乗り越える元気さを持つことが大切で、そのことに成功している方々はたくさんいらっしゃいます。

もちろん、病気にならないに越したことはありませんが、病気になってもいいと考えると、すこし気が楽になりませんか。そして、病気になってもけっしてあきらめてはいけません。

第2章

長寿エリート

100歳と110歳の間にある壁

前述のように、日本には現在100歳以上の方、いわゆる「百寿者（センテナリアン）」は6万人以上おられます。約2000人に1人の計算です。

いっぽう、「超・百寿者（スーパーセンテナリアン）」と呼ばれる110歳以上の方は、日本に146人しかおられません。約90万人に1人です。彼らは、人生を「限界寿命」まで生ききったわけですから、「生きる」ということにかけて完璧な成功者であり、言うなれば「長寿エリート」。まさに奇跡の人たちです（図表5）。

しかし、100歳から110歳の間に、6万人から一気に146人まで減ってしまう事実をどうとらえればいいのでしょうか。

寿命の現実的な限界はやはり、このあたりにあるのかもしれません。これが、「はじめに」で触れた、100歳と110歳の間にある壁です。そして、今後、平均寿命が順調に延びても、センテナリアンの急激な増加に比べて、スーパーセンテナリアンの人数はそれほど多くはならないでしょう。

それでは、「限界寿命」の115歳まで、幸せに生きるにはどうすればいいのでし

図表5　日本における超・長寿者

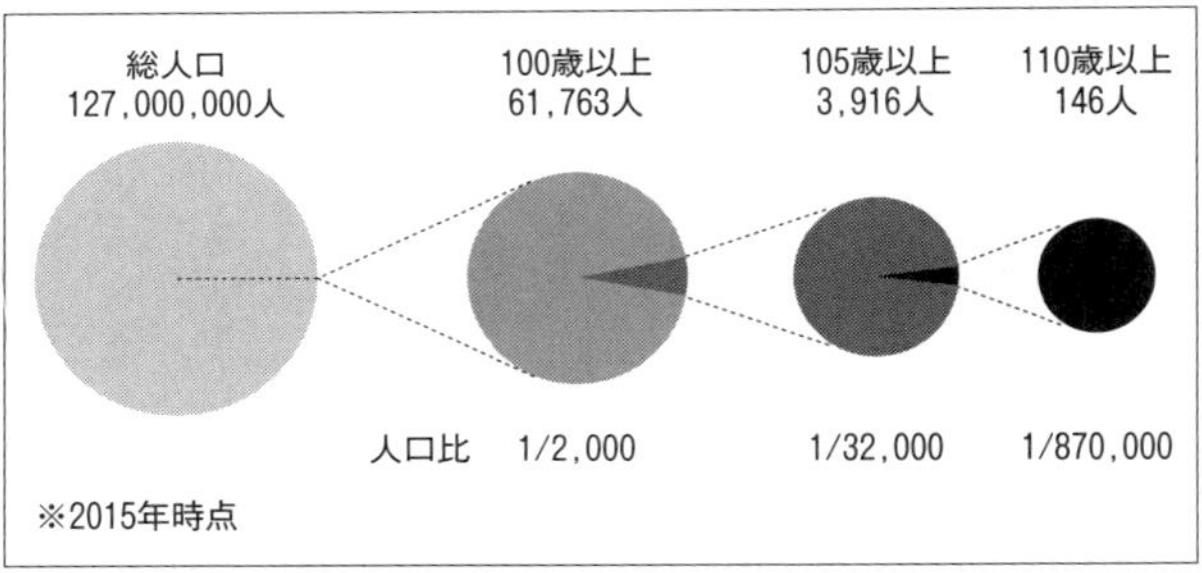

（新井康通氏提供）

ようか。

今後もきわめて珍しい存在であり続けるスーパーセンテナリアンについて研究することは、まさに「限界寿命」まで元気で生きる、つまり超・長寿者として天寿を全《まっと》うする秘訣を知るために有効です。

慶應義塾大学医学部には「百寿総合研究センター」があり、私もかかわっています。ここでは、1992年に広瀬信義《ひろせのぶよし》特別招聘教授が100歳以上の高齢者への研究を開始して以来、四半世紀にわたる症例を蓄積しています。

広瀬教授と新井康通《あらいやすみち》講師らの研究によれば、センテナリアンの方は、通常の高齢者に比べて、糖尿病の罹患率がきわめて低いことが明らかになっています（39ページの図表6）。70歳以上の糖尿病の割合が

15％であることを考えると、半分以下。さらに、センテナリアン（100～104歳）、セミ・スーパーセンテナリアン（105～109歳）、スーパーセンテナリアン（110歳以上）と年齢が上昇するにつれ、罹患率は減少していきます。高血圧もほぼ同様です。いっぽう、がんの罹患率、骨折の発生率は増加しています。

長寿エリートの特徴

私たちは現在、周りに食べものがあふれかえり、その誘惑にとまどいを感じていま す。世界的に見ても、食糧不足や栄養失調で亡くなる人より、肥満が原因で亡くなる人のほうが多くなっています。

ワシントン大学保健指標評価研究所の調査によれば、1980年に8億5700万人だった過体重・肥満者は、2013年には21億人と世界人口の29％にまで増加。いっぽう、国連世界食糧計画によれば、2017年の飢餓人口は8億2100万人ですが、1990～1992年以降、約2億人も減っています。

肥満になると内臓脂肪が増え、その結果、糖尿病・高血圧・脂質異常症が増えて、

図表6　超・長寿者の病歴

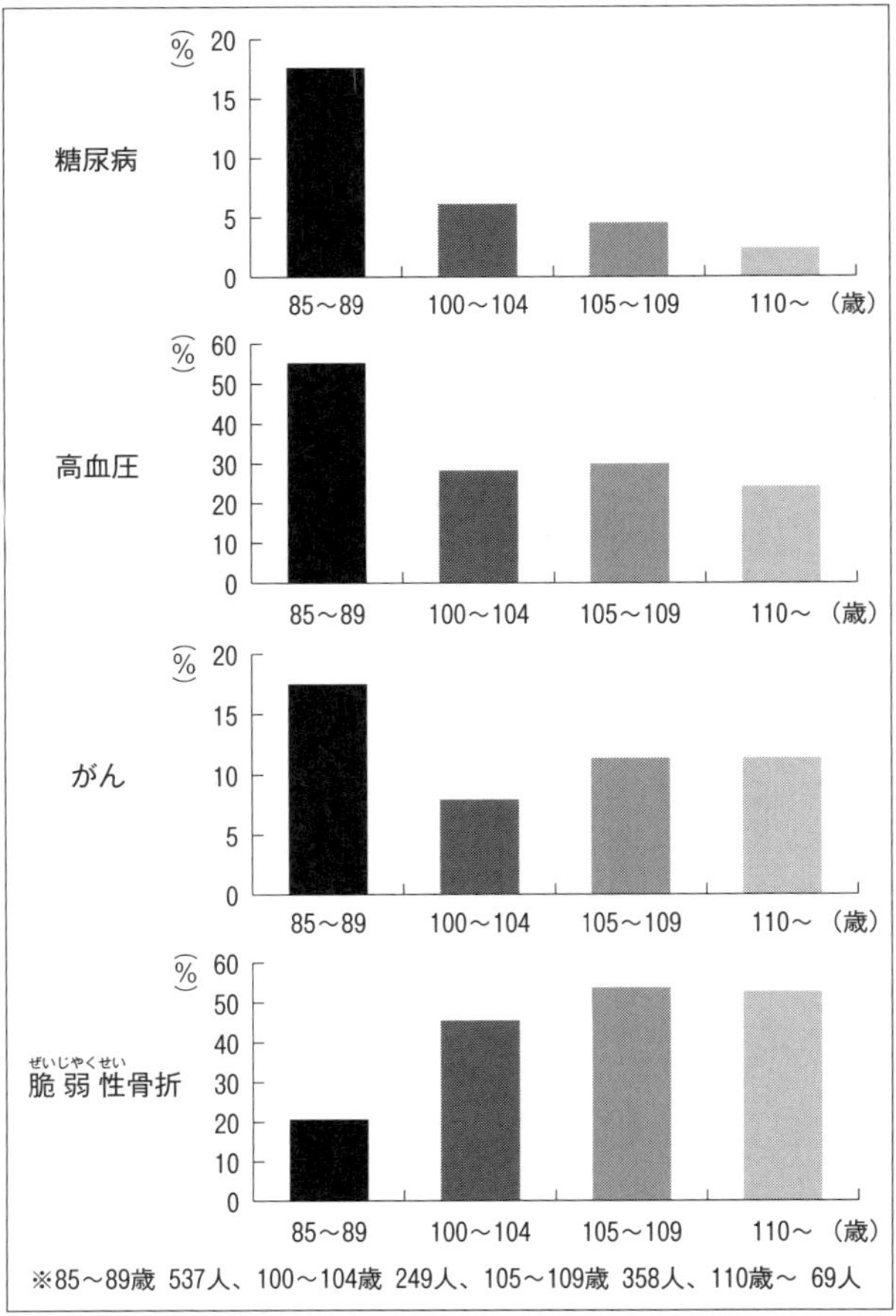

（広瀬信義著『人生は80歳から』より）

メタボリックシンドロームが起こります。そして、心臓・脳・腎臓《じんぞう》などが障害され、がんの発生も多くなります（第7章で詳しくお話しします）。メタボリックシンドロームによって多くの疾患が起きるのは、内臓脂肪に炎症が起こり、その炎症が全身に飛び火して（まさに延焼）、他の臓器にも慢性的な炎症が続くためです。ちなみに、炎症とは、傷ができて赤く腫《は》れ、痛くなり、やがては治っていくプロセスです。

スーパーセンテナリアンの方は、血液中の炎症の度合いを示す数値（高感度CRP、インターロイキン6など）が大変低いことがわかっています。つまり、彼らの体では、さまざまな臓器で起こる慢性炎症がうまく抑《おさ》え込まれているのです。

われわれ慶應義塾大学医学部腎臓内分泌代謝内科学教室《じんぞうないぶんぴつたいしゃ》（以下、腎臓内分泌代謝内科）は、内臓脂肪が溜まるとなぜ炎症が起こるかの原因を探りました。その結果、脂《あぶら》っこいものをたくさん食べると、まず腸に炎症が起こり、これが引き金となって、全身の臓器に炎症が広がることを発見しました（Kawano Y et al. Cell Metab 24:295-310, 2016）。

やはり「腸」が丈夫であることが、とても大切なのです。のちほどお話ししますが、私たちの健康に深く関係する「腸内細菌」は、腸の炎症で大きく変わってしまいます。ところが、スーパーセンテナリアンの人たちの腸内細菌はとても若々しく保たれています。

広瀬教授は、スーパーセンテナリアンの特徴を「よく食べられることと風邪を引かないこと」と述べています（広瀬信義著『人生は80歳から――年をとるほど幸福になれる「老年的超越」の世界』毎日新聞出版）。この言葉には、栄養状態が良好であることと炎症が少なく免疫の力が強いことの重要性が示されています。

センテナリアンとスーパーセンテナリアンを比べると、スーパーセンテナリアンのほうが、日常生活活動度も、認知機能も高い結果を示しています。また、スーパーセンテナリアンの認知機能は、平均で「認知症なし」のレベルに達しています。このことは、１００歳の時点で自立でき、かつ認知力がしっかりしている人がスーパーセンテナリアンになれる可能性があることを物語っています。

寿命の新概念

人は年を取ると、モノに執着《しゅうちゃく》しがちになります。モノだけではなく、自分の考えにも固執《こしつ》し、いわゆる頑固《がんこ》になります。他人の言うことを聞かなくなるのは、老化の始まりです。こうした融通《ゆうずう》の利《き》かなさ、モノや自分の考えに対する一種の「依存症」の発来《はつらい》は、イライラ感や不機嫌さを増し、不幸せな気持ちにさせます。さらに、認知症を進めることが最近の研究でわかってきました。

いっぽう、スーパーセンテナリアンを見ていると、とにかく楽しそうです。屈託《くったく》なく、愉快に過ごされており、いわゆる「幸せ」感にあふれています。前述の新井講師らが亡くなられたスーパーセンテナリアンの脳を調べたところ、脳萎縮、アルツハイマー病の変化は少なく、動脈硬化の変化も中等度までだったそうです。

一般的に、長生きをすれば自然に幸せになると考えがちですが、そうではなく、ずっと幸せ感を持ち続けることによって、認知症もなく長寿になるのです。これは、重要なポイントです。

私は、「平均寿命」「健康寿命」「限界寿命」以外に、寿命を測《はか》る物差しをもうひとつ加えるべきと考えます。それが「幸福寿命」です。

健康であることは、幸福の重要なファクターです。しかし、健康であっても幸せでないと感じている人が少なくないのも事実です。がんと宣告され、余命いくばくもないことがわかっても、むしろそれからのほうが人生の輝きが増している患者さんもおられます。

「健康」と「幸福」は同じではありません。突き詰めれば、私たちの究極の願いは、「死ぬまでずっと幸せでいたい」ではないでしょうか。だからこそ、私は「幸せを感じていられる期間」を「幸福寿命」と定義したい。

センテナリアンの幸せ感は「老年的超越」と表現できるかもしれません。「超高齢になると、物質主義的で合理的な考えから、宇宙的、超越的、非合理的世界観に変わることにより幸せ感が得られるようになる」という状態です（増井幸恵著『話が長くなるお年寄りには理由がある――「老年的超越」の心理学』ＰＨＰ新書）。

スーパーセンテナリアンは「幸福寿命」を延ばせているから、「限界寿命」まで生きられている。まさに「天寿」を全《まっと》うしているわけです。

「使われていない人生」を生きる

作家の沢木耕太郎《さわきこうたろう》さんは、その著作で次のようなことを述べています。

人間は老いてくると無意識のうちにも、自分の未来に限界を感じ、自分の過去を振り返ることが多くなる。その時、あの瞬間に別の選択をしていれば、自分の人生はまったく異なっていたのにと考え、そこに「ありえたかもしれない人生」を想像することが往々にしてある。しかし、そういうとらえ方ではなく、現実に起こらなかった人生を、「使われなかった人生」としてとらえる人もいる。そして、このふたつの言葉の間には微妙な違いがある。
(沢木耕太郎著『世界は「使われなかった人生」であふれてる』幻冬舎文庫を著者要約)

「ありえたかもしれない人生」には、あの時にもういっぽうの道を選んでがんばっていれば、今より良い環境にあったかもしれない。しかし今となっては、もう手の届かない夢でしかない、という意味合いが強い。

いっぽう、「使われなかった人生」には、本来であればそちらを選択すれば、十分実現可能であった人生、との意味が込められています。そこには、今からでもやる気を出せばやれるかもしれない、という未来志向の考えが感じ取れます。

『ＬＩＦＥ　ＳＨＩＦＴ――１００年時代の人生戦略』（リンダ・グラットン、アンドリュー・スコット著、池村千秋訳、東洋経済新報社）の著者リンダ・グラットンさんは、人生１００年時代は、これまでの３ステージ人生（教育、仕事、引退）から、マルチステージ人生への考え方の変更を提案しています。

昨今、定年制の是非の議論が喧《やかま》しくなっていますが、以前は、親の庇護《ひご》のもとで教育を受けて、就職後は一生懸命働き、稼いだお金は住宅ローンの返済に消えていくなか、なんとか老後の費用を貯蓄して、めでたく定年を迎え、その後は年金生活を送るというのが典型的でした。

しかし、１００歳まで人生を生き生きと生きるためには、マルチステージ人生を設計する必要があるというのです。

具体的には、パートナーとの共働きのなか、時間や資金を戦略的に貯蓄し、余暇のための散財ではなく、新しい自分になるために投資する（「生産性投資」「活力投資」「変身投資」）。ただ時間を楽しく過ごすレクリエーションではなくリ・クリエーション、つまり自分をもう一度作り出す、再生するための時間の使い方の重要性を示しています。「ワーク（労働）」を中心に「ライフ」を考えるというわけです。

「生涯現役」とは、「スーパー元気なおじいちゃん」からよく聞かれる言葉です。2016年の労働力人口6673万人のうち、65〜69歳は450万人、70歳以上は336万人で、労働力人口総数に占める65歳以上の割合は11・8％と上昇し続けています。また、労働力人口比率（その年代の人口に占める労働力人口の割合）は、65〜69歳では44・0％に上っています（内閣府「2017年版高齢社会白書」）。

このように、定年後も多くの方が「現役」として働いています。さらに、現在、仕事をしている高齢者の約4割が「働けるうちはいつまでも」働きたいと考えています（同）。日本は他の国に比べ、労働力人口比率が高く、労働意欲も旺盛なようです。

グラットンさんが提唱する「マルチステージ人生」とは、まさに「使われていない人生」を人生の途中で見出して、それを実際に生きることと言えるでしょう。私は、「まだ使われていない人生」という考えを持って、常に挑戦的に生き続けることに、生きることの達人であり勝者である長寿エリートの本質があると思います。

カギは遺伝子にある

このように、長寿エリートたちはまだ使われていない人生を生ききり、長寿を満喫しています。その秘訣とは、いったい何か。

そのカギは「遺伝子」にあります。

私たちひとりひとりはそれぞれ独特の個性があり、その結果として、人生はひとりひとり異なります。私たちは父母両方から遺伝子を受け継ぎますが、この遺伝子は世界にたったひとつのユニークなものです。兄弟姉妹の遺伝子は、自分の遺伝子にもっとも似通ったものではありますが、まったく同じではありません。私たちがオンリーワン、世界にひとつだけの花であるのは、自分の遺伝子が世界にひとつしかないからです。

「遺伝」と言うと、人間の力ではどうしようもないものというイメージが強いですが、けっしてそうではありません。実は、「遺伝子の力」は、努力することで変えることができます。

さらに、そのパワーは想像以上で、私たちはそのすべてを使いきっていません。遺伝子のパワーをフルに使うことで、ある方向に向けられた人生を変更でき、「使われていない人生」を生きることができるのです。

自分の遺伝子としっかり向き合い、その力をうまく育てて使いこなす。つまり、うまく「遺伝子が使われる」ようにすることで超・長寿者になれるのです。

第3章

遺伝か、環境か

『言ってはいけない──残酷すぎる真実』は真実ではない!?

作家の橘 玲《たちばなあきら》さんは、著書『言ってはいけない──残酷すぎる真実』（新潮新書）において、人間は誰もが平等であり、努力は報われるというこれまでの社会の通念に対して、行動遺伝学の立場から痛烈な批判を展開し、大きな反響を呼びました。

往々にして、努力は遺伝に勝てず、知能や学歴、年収、犯罪なども、「遺伝」の影響がきわめて大きいこと、親がわが子の将来の幸福を願って積み上げる子育ての苦労や英才教育も、その子が生まれ持っている「遺伝子の力」にはかなわず、徒労《とろう》に終わるかもしれない──と言うのです。

しかし、この本を読んで、親が育児を放棄することもありませんし、また自分の家系にお金持ちがいないからといって、お金儲《もう》けをあきらめる人もいないでしょう。私は、彼の主張は、「遺伝」に対して、世間の注目を惹起《じやっき》したことは大変意義があると思いますが、誤解を与えかねない危険性を孕《はら》んでいるとも考えます。

同書では、遺伝の力が想像以上に大きいことを、主に遺伝子が似通っていて、生活環境や習慣が共有されることが多い双子の観察結果から示しています。

具体的には、比較的単純な性質や形態（「形質」と言います）、たとえば身長、体重、知能指数、性格（神経質、社交性、勤勉さなど）、才能（音楽、数学、外国語、スポーツ、ゲームなど）、あるいは、依存性（アルコール、ギャンブルなど）、問題行動（反社会行動、不倫など）、および精神神経疾患などの病気について、一卵性双生児と二卵性双生児の比較から推定することで、その主張がなされています。

そもそも、私たちが悩む社会生活での問題は、こうしたさまざまな形質の複合、言うなれば合わせ技のなかで生じており、単品ごとにどうこうと言われても説得性に欠けると思います。たとえば、知能指数（ＩＱ）というひとつの尺度で、その人の本当の賢《かしこ》さが測れないことは、誰もがわかっています。

しかし、私がもっと重要だと思っているのは、双子研究とその解釈です。

一卵性双生児と二卵性双生児の差

双子研究は、遺伝の大きさを知るうえで、大変有用な手法ですが、やはりさまざまな事情を持った双子の観察である以上、限界があります。

遺伝子の本体は「DNA」と言われる物質です。私たちは、このDNAをふたつ（父親由来と母親由来）持っています。そして、それぞれのDNAは、23個の染色体という塊《かたまり》の上に分かれて載《の》っています。つまり、細胞の核《かく》のなかには、父親由来と母親由来の対《つい》になった23種類の染色体が46個あるのです（図表7）。

父親由来、母親由来のDNAは、染色体をひとつの単位として、そのどちらかが生殖細胞に移ります（生殖細胞は染色体を23個しか持てません）。この生殖細胞が合体（受精）することで、再び染色体は46個になります。

この23種類の対の染色体のどちら（父親由来か母親由来か）が選ばれるかには、規則性がなく、〝出たとこ勝負（生物学で「ランダム」と言います）〟なので、生殖細胞のなかに格納される23個の染色体の組み合わせは、さまざまです（2^{23}通り）。

ですから、父親と母親の生殖細胞が受精して、兄弟姉妹が生まれる時、その受精卵の遺伝子の半数は父親由来、母親由来であることは変わりがありませんが、父方《ちちかた》の祖父・祖母、あるいは母方《ははかた》の祖父・祖母由来の遺伝子の選ばれ方がさまざまなので、ひとつとして同じではありません。

図表7　遺伝子の構造

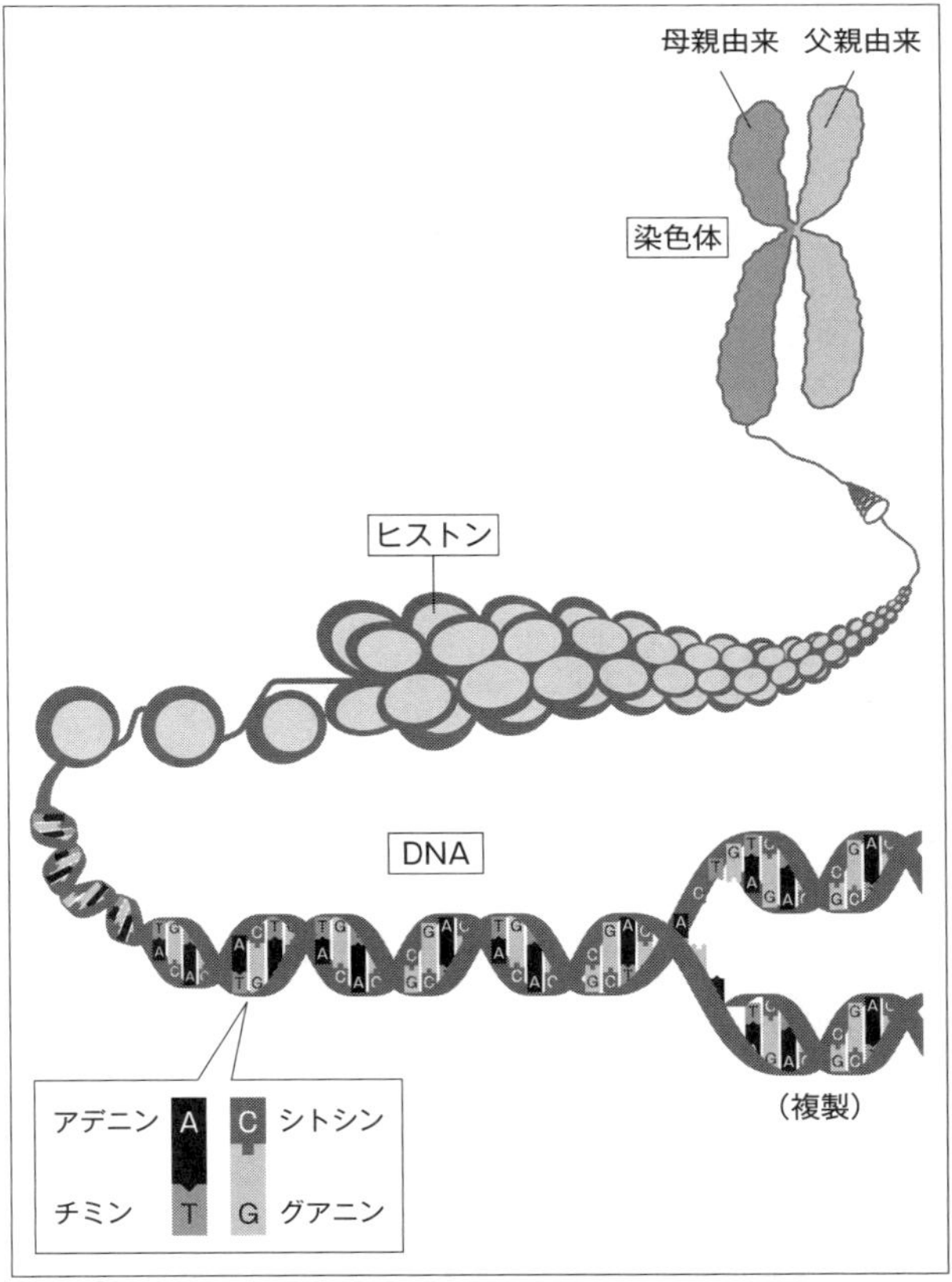

ＤＮＡはタンパク質のヒストン(107ページで詳述)に巻きつけられ、４種類(アデニン、シトシン、グアニン、チミン)の塩基《えんき》(67〜68ページで詳述)が結合している

二卵性双生児は、なんらかの原因で同時にふたつの卵細胞《らんさいぼう》が排卵されて、それぞれに、別々の精子が受精して、ふたつの個体として生まれてきたもので、兄弟姉妹がたまたま同時に生まれた状況です。ですから、その遺伝子の組み合わせは、2人の間で異なります。

いっぽう、一卵性双生児は、ひとつの卵細胞とひとつの精子が受精してできた受精卵が分裂していくなか、なんらかのアクシデントによって、ふたつの個体として独立して成長するようになったものですから、2人の遺伝子はまったく同じです。クローン人間に近いものです。

一卵性双生児も二卵性双生児も、子宮内の環境（これは大変重要な問題ですので、第5章で詳しく述べます）がまったく同じで、生まれる時も同じ、そしてある程度の年齢までは生活環境が同じことが多いため、双子研究では、生活環境は同じであると見なします。環境要因を考慮しなくていいため、遺伝の影響を明らかにするには好都合であり、双子研究がさかんに行なわれてきました。

具体的には、注目する形質について一卵性双生児ペアでの一致率、二卵性双生児ペアでの一致率を調査し、それを比較します。それぞれの形質を数値化して（数値化できるものしか比較できない）、ペアの値《あたい》をそれぞれ横軸（x軸）、縦軸（y軸）に表わし、その交点をプロットします。

ペアがまったく一緒であれば（つまり数字がまったく同じ）、交点は$y=x$の45度の一直線上に並びます。実際は、完全には一致しないので、交点はバラバラに分布しますが、この直線からの離れ方・ばらつき方から、一致率を計算します。これが「相関《そうかん》係数《けいすう》」です。完全に一致する時が1、まったく関係ない時は0となります。

一卵性双生児のペアでの遺伝子の共有率（同じ遺伝子を持つ確率）は１００％。いっぽう、二卵性双生児のペアの場合、２人の遺伝子の共有率は、実はさまざまですが、両親の対になった遺伝子のうち、受精卵にどちらが受け継がれるかの問題ですから、多くの二卵性双生児で調べて平均すると、50％と見なせます。

指紋は、ほぼ完全に、遺伝子によって決定されることが知られています。実際に調査した指紋をスコア化してグラフにすると、一卵性双生児のペアでは、その交点はほぼ一直線に乗ります。相関係数は1ということになります。いっぽう、二卵性双生児は相関係数はほぼ1の半分、0・5となります。

双子が似ているのは、遺伝だけではない

遺伝の影響が強いものでは、一卵性双生児ペアの相関係数と、二卵性双生児の相関係数の比は2対1に近づきます。しかし、実際に双子のペアを似させているのは、遺伝の力だけではなく、ペアが生活している「環境の力」もあるはずです。

もし、二卵性双生児の相関係数が、一卵性双生児の相関係数の2分の1以上であれば、それは、2人が共有している環境が似させていることになります。これを「共有環境」と呼んでいます。

反対に、注目している形質の不一致を生じさせる要因については、便宜的に「非共有環境」と呼ぶことにしています。似させないようにする因子が環境に存在するのは確かですが、非共有とは2人が共有しない環境、たとえば2人が違う学校に通うなど、2人が生活する別々の環境というわけではありません。同じ学校に通っていても、異なる扱いを受けた、あるいはそう思ってしまったなど、本人たちでなければわ

からない経験の違いを、漠然と「非共有」と呼んでいます。とはいえ、「非共有」という表現は、誤解と混乱を招きやすいと思います。

遺伝、共有環境、非共有環境の寄与率は、純粋に計算式から求められます。まず、一卵性双生児ペアの相関係数を1から引く。この値《あたい》を非共有環境の寄与率とします。つまり、この部分は、環境要因により、遺伝だけで決まっているなら1になるところが、似ないようにする影響分としているのです。

次に、一卵性双生児ペア・二卵性双生児ペアの相関係数（似ている度合い）は、遺伝による寄与率と共有環境による寄与率から決まるとします。そして、一卵性二卵性双生児でも、共有環境の寄与率は同じであると仮定します。さらに、二卵性双生児の遺伝の寄与率は、一卵性双生児の2分の1であるとします。こうした「仮定」のうえで、それぞれの相関係数から、遺伝、共有環境の寄与率を計算します。

慶應義塾大学文学部の安藤寿康《あんどうじゅこう》教授は、関東地区の4万ほどの双生児ペアの調査から、ＩＱの相関は一卵性双生児で0・73、二卵性双生児で0・42であり、そこから遺伝54％、共有環境19％、非共有環境27％の寄与率であるとしています（安藤寿康著

『日本人の9割が知らない遺伝の真実』SB新書)。

図表8は安藤教授が調査した、さまざまな形質における遺伝、共有環境、非共有環境の寄与率です。驚いたことに、体重は遺伝88%、共有環境2%、非共有環境10%ですから、圧倒的に遺伝で決まることになります。

だからといって、太っている人がいくら努力しても無駄ということにはなりません。こうしたデータは大多数のペアでの調査結果であり、太っている人だけの問題ではなく、太っている人、やせている人など、さまざまな人の体重をおおまかに決める因子の解析です。また、もともと太っていなかった人が太ってきた場合の太りやすさを調査しているわけでもありません。

図表8から言えることは、遺伝の寄与率は音楽、数学、スポーツなどの特殊な技能、あるいはある種の精神神経疾患を除いては、ほぼ50%前後だということです。

つまり、こうした単純な形質においてすら、遺伝と環境はほぼ半々の寄与なのです。ですから、共有環境の寄与があまり大きくないことをもって家庭環境を低く見る、橘さんの前述の書は、すこし誇張されていると思います。

図表8 遺伝と環境の割合

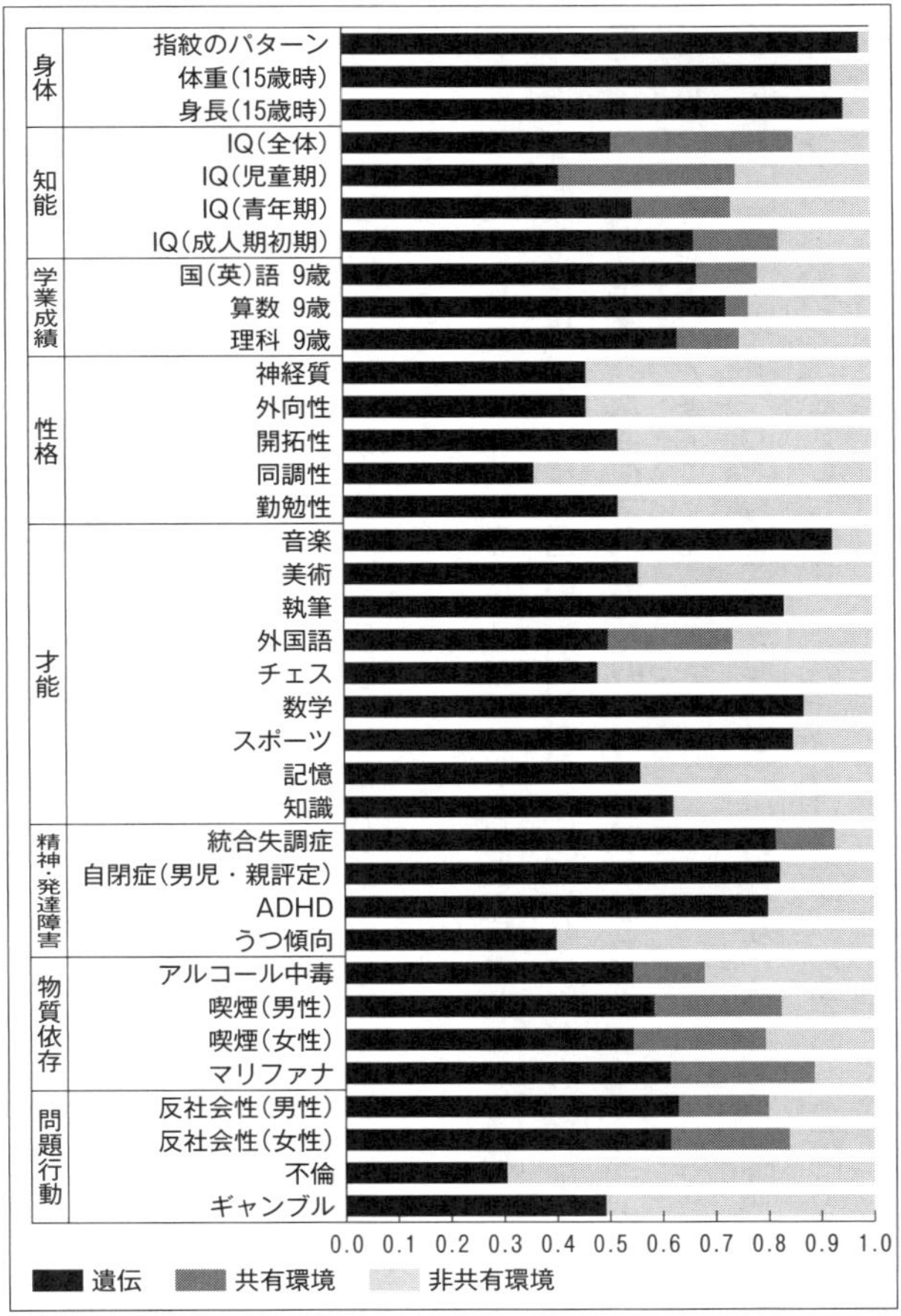

(安藤寿康著『日本人の9割が知らない遺伝の真実』より)

遺伝子は、環境によって「使われる」

重要なことは、双子ペアを似させている「共有環境」は何か、似させないようにしている「非共有環境」は何か、その実態がまったくわからないことです。

双子研究における「遺伝」という言葉には、トリックがあります。つまり、何が起ころうと、何もしないで放置していても、2人がどうしても似てくる部分を「遺伝」の寄与としているだけです。そして、そうならなかったものを、すべて「環境」の寄与としてしまっているのです。

「遺伝」によって「環境」を選び取る能力は、ある程度規定されます。逆に「環境」によって、もともと持っていた「遺伝」の力が引き出されることもあります。この「環境によって引き出された遺伝子の潜在的な力」はとても大きなもので、その使われ方は状況によって大きく異なります。

ですから、私は、「環境」の寄与とは「遺伝子の使われ方」である、と思います。

私たちがサブグループに〝分かれがち〟なのは、安易に使いやすい「遺伝子の力」だけに頼るからです。しっかりと自分の持っている遺伝子の力すべてを使おうとするなら、まったく違った人生を歩むこともできます。

病気の原因は遺伝か、環境か

世間では、血縁者や祖先に長生きの方が多いと、「長寿家系」という言い方がされることがあります。しかし、必ずしも「長寿家系」の全員が長生きできるわけではありません。

こうした家系の人は「長寿になれる遺伝子」を持っているのでしょうか。それとも、こうした家には「長寿になるしきたり」のようなもの、つまり長生きできる「環境」が備わっているのでしょうか。

高血圧や糖尿病などの生活習慣病は、その名が示すように、生活習慣がその発症に大きな役割をはたします。いわゆる「環境」によって起こる病気と考えられてきました。しかし、最近の調査では、それを覆《くつがえ》すような結果が報告されています。

マサチューセッツ総合病院人遺伝研究センターの調査では、生活習慣病によって起こる心臓病や脳卒中の発症について、生活習慣の〝悪さ〟の影響は50％であり、残りの50％は遺伝（素質）によるとされました（Khera AV et al. N Engl J Med 375:2349-2358, 2016）。ということは、遺伝と生活習慣は同じぐらい、病気の発症にかかわっていることになります。これは、双子研究における、「遺伝」と「環境」の寄与がほぼ同じという結果に似ています。

それでは、詳しく見てみましょう。図表9は、心臓病（冠動脈疾患《かんどうみゃく》。心臓を養《やしな》う冠動脈という血管が細くなったり、詰まったりすることで起こる、狭心症や心筋梗塞）の発症率に対する遺伝要因と生活習慣の影響について、総数5万人以上を20年近く調査したものです。

まず、これまでの研究で明らかになった心臓病を起こしやすくする50個の遺伝子の違いについて検査。スコア化して、遺伝的に心臓病になる危険性が高い（ハイリスク）・中間・低い（ローリスク）の3群に分類しました（図表9・横軸のグループ分け）。

いっぽう、生活習慣は、4項目（喫煙の有無、肥満の有無、規則的な運動、健康的な食事）について、アンケート調査が実施されました。ちなみに、規則的な運動とは、少なくとも週に1回運動しているか否《いな》かで判断するもので、健康的な食事とは、果

図表9　心臓病の発症要因（遺伝と生活環境）

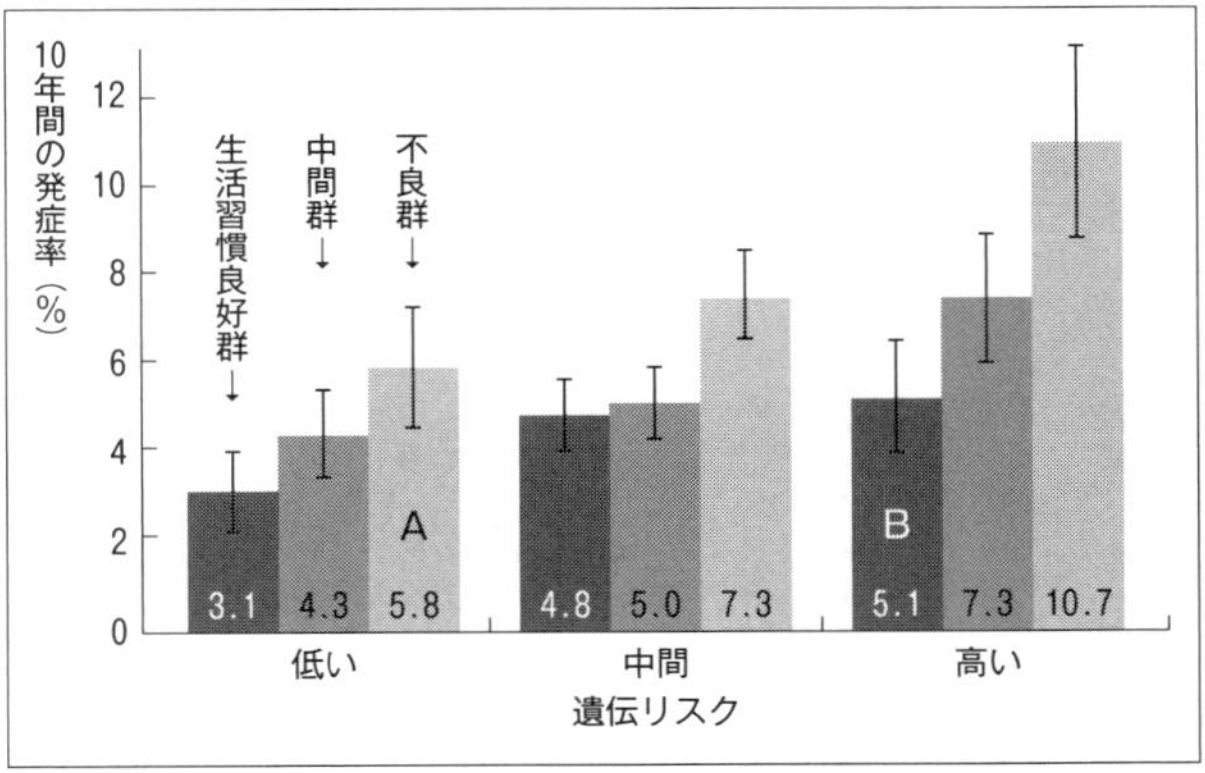

（Khera AV et al. N Engl J Med 375:2349-2358, 2016）

実、ナッツ、野菜、未精製穀物、魚、乳製品を積極的に摂取し、逆に精製穀物、肉、糖分を含む飲料水、トランス脂肪酸を避けた食生活を指しています。この4項目のうち、三つ以上を満たす群を生活習慣良好群、ふたつが中間群、ひとつ以下は不良群の3群に分けました（同・各遺伝リスクグループのなかの三つの群）。

その結果、生活習慣については、良好群は不良群に比べて心臓病の発症率が47%も低く抑えられていることがわかりました。遺伝要因については、ハイリスク群はローリスク群に比べ、発症率が1・9倍高いことが示されました。つまり、心臓病の発症には、遺伝要因と生活習慣の両方が大切であることが明らかになったのです。

重要なのは、遺伝要因と生活習慣要因は無関係に、心臓病の発症に影響することです。遺伝的にハイリスク群で心臓病になりやすい人でも、良好な生活習慣を保持すれば、発症率を低く抑えることができますし、逆に、遺伝的にローリスク群でも、生活習慣が悪い人（図表9のA）の発症率は、遺伝的にハイリスク群で生活習慣が良好な人（図表9のB）に比べて高くなります。

遺伝的に心臓病が起こりやすい人は、しかたがないとあきらめるのではなく、そういう人こそ、生活習慣の改善をすべきです。遺伝で人生が決まってしまうと悲観する、あるいは開き直ることなく、あくまで幸せな生活を求めて謙虚に努力すれば大いに報われることが実証されたわけです。

病気を長期間免《まぬか》れて超・長寿者となるには、「長寿になれる遺伝子」を持っていることが重要なのではなく、良い生活習慣を保つことで、私たち誰もが持っている遺伝子の力を十分に引き出す。つまり、「遺伝子をうまく使う」ことが重要なのです。

第4章

遺伝子に秘められた「幸運」と「幸福」

遺伝子における「常若《とこわか》」のしくみ

日本には、古来「常若《とこわか》（常に若々しくあること）」の思想があります。この精神に則《のっと》り、伊勢《いせ》神宮では、式年遷宮《しきねんせんぐう》が連綿と行なわれてきました。20年ごとに、内宮《ないくう》（皇大神宮《こうたいじんぐう》）・外宮《げくう》（豊受大神宮《とようけだいじんぐう》）と、14の別宮《べつぐう》のすべての社殿を新調して、神座《しんざ》を遷《うつ》します。天武《てんむ》天皇が定め、持統《じとう》天皇の治世《ちせい》である690年に第1回が行なわれたとされ、2013年の第62回式年遷宮まで、およそ1300年にわたって行なわれています。

〝いつまでも変わらない〟ためには、定期的に〝大きく変わる〟ことが必要です。式年遷宮で言えば、20年間はなるべく変化しないように丹精《たんせい》に社《やしろ》を使いながら、20年が経過すると、一気に変化させる。このふたつの異なる事業を繰り返すことが、「常若」の実現につながるのです。

この所作が、超・長寿者として「使われていない人生」を生きるには必要です。マルチステージ人生を実現するには、病気や身体障害を圧縮させ、着実でぶれない人生を歩みながらも、ある時、大きく人生を転換させて「使われていない人生」を生きることに踏み出すことが大切です。

実は、この姿勢は「遺伝子」の構造のなかにすでに秘められています。「遺伝」とは生殖を通じて親から子に伝えられることであり、「遺伝子」はそれを伝える物質のこと。換言すれば、遺伝は、種《しゅ》(ヒトの場合はホモサピエンス)が絶《た》えることがないように、種の「情報」、つまり「性質」または「体質」を、うまく伝え続ける(種の保存)しくみです。

そのためには、情報を「変えないで保存する」こと、「新しいものを生み出す」ことのふたつを同時に行なう必要があります。常に同じものを作る守りの姿勢だけでは、環境の変化に耐えることができなくなり、その種は滅《ほろ》びてしまいます。このふたつの相反《そうはん》する作業を同時に行なえるように、遺伝子は実に巧《たく》みに作られています。

「遺伝子」は、種の「情報」伝達のための「言葉」と言うこともできます。遺伝子の本体がDNAであることは前述しましたが、DNAは「核酸《かくさん》」と呼ばれる物質によってできています。核酸は、炭素原子5個を持った環状の糖《とう》(デオキシリボース)が、リン酸によってつながる鎖《くさり》のことで、それぞれのデオキシリボースには「塩基《えんき》」と呼ばれる窒素《ちっそ》を含む分子が結合しています（図表10）。

この塩基はアデニン（A）、シトシン（C）、グアニン（G）、チミン（T）の4種類あり、その並び方で、遺伝子は「情報」を言葉として伝えます。私たち日本人が50音で、欧米人がアルファベット26文字で自分の意思を伝えているように、遺伝子はたった4文字で情報を伝えているわけです。

ATCGを含む核酸をどのように並べるかで、私たちは自分の人生の設計図を描いています。ヒトの遺伝子情報は文字に換算すると約30億文字あり、その個人差は約0・1％。つまり、約300万文字の遺伝情報が個人間で異なっています。

1953年、アメリカの分子生物学者ジェームズ・ワトソンとイギリスの故・フランシス・クリックは、遺伝子の構造がDNAの二重らせんであることを明らかにしました。これは、20世紀最大の生物科学の発見です（1962年にノーベル生理学・医学賞を受賞）。二重らせんという構造に、遺伝の相反するふたつの性質が秘められているからです。

図表10 DNAの構造

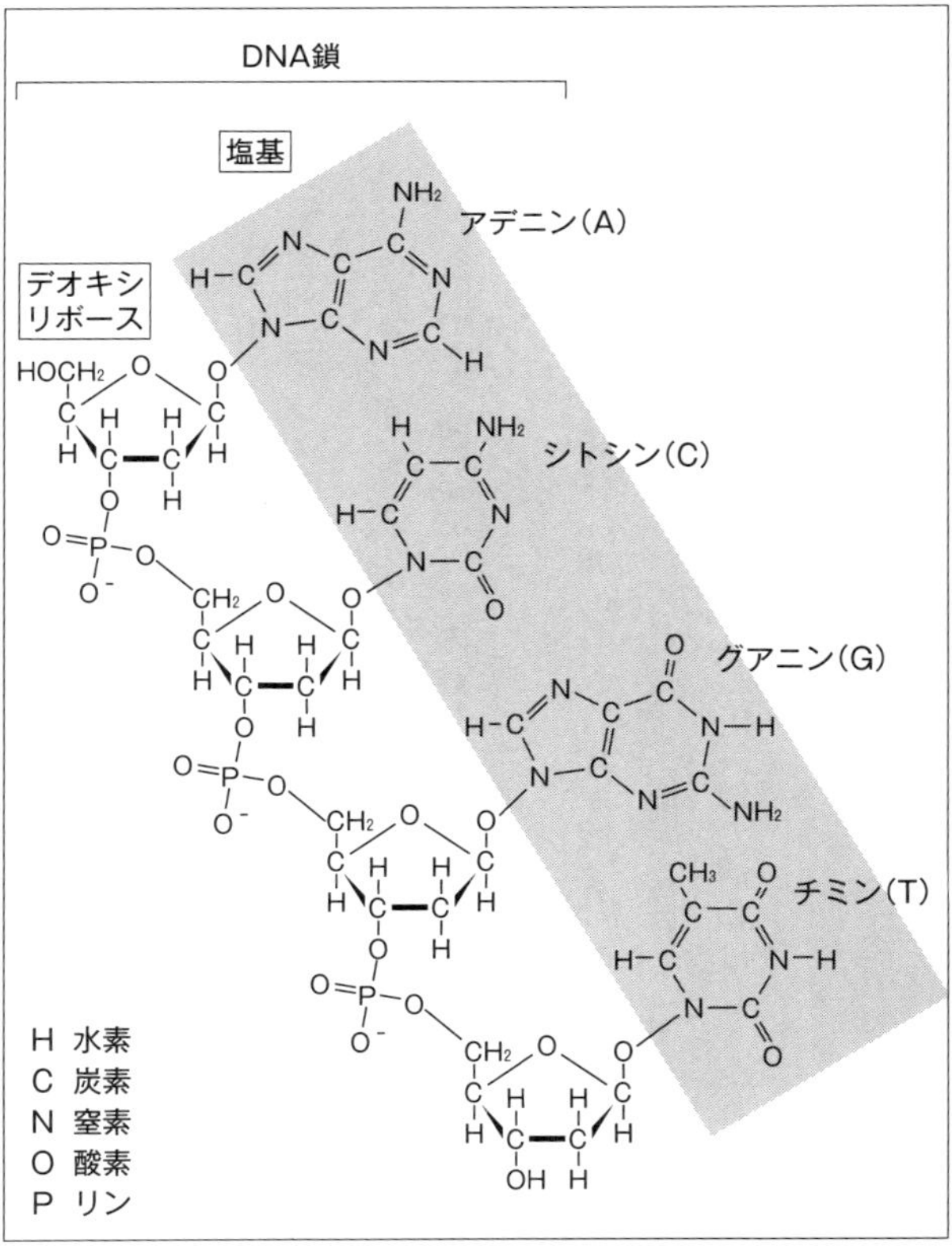

なぜDNAは対《つい》になっているのか

2本のDNAは、おたがいに対《つい》をなしています。また、塩基ATCGは、AとT、CとGはペアを作ることができます。こうして、A–T、C–Gのペアからなる安定した二重らせん構造が作られます。二重らせんを作っているDNAは、おたがいがおたがいの鋳型《いがた》となって、新しいDNA鎖を作ることができます（53ページの図表7）。元のDNAのATCGの核酸の並び方に合わせて、四つの核酸（AならT、CならG）が並べられていくのです。そして、元のDNA鎖は、新しく作られたDNA鎖とペアを作ります。

この新しくできたDNA鎖は、元のDNA鎖が収まっていた細胞がふたつに分かれたあと、それぞれの細胞に振り分けられます（複製、コピー）。DNAは丈夫、かつコピーを作ることが容易な物質です。こうして、種の情報はしっかりと子孫に伝わっていくのです。

神戸大学大学院農学研究科の中屋敷《なかやしき》均《ひとし》教授は、2本のDNAがほどけて、それぞれのコピーが作られる時に、複製が同じように進むわけではないことが重要であるとしています（中屋敷均著『生命のからくり』講談社現代新書）。

複製には方向性があり、対になっている2本のDNAは、それぞれのコピーの作られ方が異なります。いっぽうのDNAから連続的に複製されてできるDNAには〝まちがい（エラー）〟が少ないのに対して、もういっぽうのDNA鎖は不連続に作られていくために、新しいDNA鎖にはエラーが起こりやすくなります。核酸の列に、まちがったものが並べられることが出てくるわけです。このエラーこそ、「突然変異」と呼ばれるものです（次項で詳述します）。

こうして、遺伝子には、変わらず保存される性格と、変わっていく性格の両方が与えられます。変わらないDNA鎖と変わったDNA鎖がうまい具合に混合して、子孫に伝えられていくことで、基本的に遺伝情報が変わらずに伝わりながらも、環境が変わった時に対応できる遺伝子も適当に生み出され、種が絶えずに続いていけるのです。これが、遺伝子の「常若」の原理です。

偶然に伝わっただけ⁉

このように、遺伝子には常に変わろうとする力があります。その結果、遺伝子の「突然変異」が起こります。「突然変異」と言うと、自分の人生には関係ない、長い「種」の歴史のうえでの話だと、他人事《ひとごと》のように思われるかもしれませんが、実は、私たちの日々の生活のなかで、DNAのダメージや変異は常に起こっており、病気に直結しています。

「突然変異」と言うぐらいですから、〝突然に〟起こるのですが、まったくいつ起こるかわからない、気まぐれというわけではなく、2本の絡《から》まり合ったDNAが〝ほどけて〟DNAが複製される、あるいは、DNAが〝読まれる〟時に起こります。

DNAが〝読まれる〟とは、DNAの塩基配列に込められた情報をもとにタンパク質が作られることで、「翻訳」と呼ばれます。

タンパク質は、アミノ酸が結合したもので、ヒトでは20種類あります。この20種類のアミノ酸の結合は、4種類の塩基ATCGの並び方で決められます。これは、あたかも遺伝子の塩基で書かれた暗号が、タンパク質を作るために解読されるようなものです。このことを、アミノ酸は塩基配列で「コードされる」と言います。「コード」とは「暗号」のことで、「コードする」とは「暗号になっている」ことを意味します。作られたタンパク質は、細胞の材料を合成したり、エネルギーを得たりするための化学反応（代謝《たいしゃ》）を実行するのに必要な「酵素《こうそ》」となります。

このように、ＤＮＡが複製されたり、読まれたりすることを「遺伝子が使われる」と、本書では表現します。

ＤＮＡが複製されることと読まれることは、おたがい密接に関連して起きています。ですから、細胞分裂が激しい細胞や、代謝《たいしゃ》（生体内での物質変化のための化学反応）が活発な細胞、つまり活気にあふれた細胞では、遺伝子がさかんに〝使われて〟突然変異がよく起こります。

生殖細胞（精子や卵細胞）に突然変異が起きると、その遺伝子の変異は、時に、次の世代に受け継がれることがあります。これを生物学では「進化」と呼んでいます。「進化」は、世代を超えて受け継がれる遺伝子の顔ぶれ（頻度、レパートリー）が変動する過程であり、それ自体に良いも悪いもありません（けっして、「進化」は「進歩」

ではありません)。

私たちは、今持っている遺伝子でなんとか生活できているのですから、今の遺伝子のセットは、おおまかには私たちの生活に適したものです。ですから、起こってくる突然変異は、基本的には個体の生存にとって、不利なもの(悪いもの)です。そして、突然変異の多くは、子孫に伝えられることはありません。しかし、〝何かの拍子で〟この突然変異が子々孫々《ししそんそん》に残っていくことがあります。

その結果、長い人類の歴史で、私たちの遺伝子には変異が認められるようになりました。こうして生まれた、それぞれの人間の遺伝子の変異が、その人に個性を与えることになります。この、個人個人に認められる遺伝子変異の、集団での発生頻度が、「遺伝子頻度」です。

たまたまの幸運で生き残った

集団における遺伝子頻度を決める法則として、ダーウィンの「自然選択説」はあまりにも有名です。これは「適者生存」の考えであり、生存に有利なもの(生きる力が強いもの）が、「当然」生き残るというものです。

これを遺伝子にあてはめれば、「生存に有利な遺伝子の突然変異」を持った個体が競争に打ち勝って生き延びる、ということになります。

しかし、実際は、生存に有利な新しい遺伝子の変異は、そう簡単には起こりません。さらに、たまたま「生存に有利な遺伝子変異」が起こっても、集団のなかで、はじめはマイナーな存在であり、圧倒的に有利でない限り、その遺伝子変異は、集団内では生き残ることができません。ですから、実は、遺伝子変異の頻度に与える「自然選択」の影響は、大きくはないのです。

もともと、「進化」という言葉には、サバイバルゲームのなかで、優秀なものが勝ち残っていくような印象があります。しかし、私にはすこし違和感があります。競争に打ち勝った強いものばかりで世界が構成されていては、世界は持続しないのではないかと直感的に思うのです。「多様性」があってはじめて、生物社会の強靭《きょうじん》性（robustness）は担保《たんぽ》されるのですから。

この、さまざまな遺伝子が生き残ることで社会が保たれるという考えは、前述の

「自然選択説」に対し、「平衡選択説」と呼ばれます。「平衡選択説」は、わが国の集団遺伝学のスーパースターであり、国立遺伝学研究所の故・木村資生《きむらもとお》名誉教授（すぐれた生物学者に贈られるダーウィン・メダルを日本人で唯一受賞）によって、理論化されました。木村教授は、現在観察される遺伝子の変異は偶然に生き残ったものであるという「中立理論」を唱えたのです。

遺伝子の変異が次世代に受け継がれたのは、生存に有利であったということ以外にも、さまざまな事情、たとえば「ボトルネック効果」などの現象のためであり、むしろそのような原因のほうが大きいと考えられています（太田博樹著『遺伝人類学入門――チンギス・ハンのDNAは何を語るか』ちくま新書）。

「ボトルネック効果」とは、人の移動・移住の際に起こります。アメリカ大陸では血液型がO型の人が多いのですが、これは今から約2万年前、最終氷河期に遡《さかのぼ》ります。当時、シベリアはベーリング海峡にかけて陸続きになっており（ベーリング地《ち》峡《きょう》）、ユーラシア大陸の東端に住んでいた人々は、ここを通ってアメリカ大陸に移住していきました（おそらくマンモスなどの大型動物を追って）。

しかし、すべての人がこの地峡を越えていけたわけではなく、一部の人だけが、アメリカ大陸に移住しました。一時的に人口が減り、生き残った人たちがその後、アメリカ大陸で繁栄しました。この人たちがたまたまO型だったので、アメリカ大陸ではO型の人が多いのです。けっして、O型の人が、アメリカ大陸での生存に有利であったわけではありません。幅の細いベーリング地峡を瓶《びん》の首に見立て、この現象は「ボトルネック効果」と呼ばれます。

「中立理論」は、遺伝子変異は結局、たまたまの〝幸運〟の結果であったとしか言えないとするものです。つまり、自然選択説は「適者生存（survival of the fittest）」ですが、中立理論は「幸運者生存（survival of the luckiest）」ということになります。

左巻きのカタツムリ、右利きのヘビ

人間には右利きと左利きの両者が存在しますが、右利きの人が圧倒的に多数派です。また、右手と左手はいわゆる鏡像《きょうぞう》関係（対称をなすもの）になっており、絶対に重ねることはできません。

芸術作品や建築で見られる、らせん状の円柱には、右巻きと左巻きがあります。これを、見ている人から離れていくように追っていく時、その動きが時計回りであれば右巻き、反時計回りであれば左巻きとされます。また、巻貝には、右巻きと左巻きのものがあります。正面から見て、貝の出口が右にあるものは右巻き、左にあれば左巻きです。

私の好物のエスカルゴは、右巻きと左巻きの比率が2000対1で、圧倒的に右巻きが多い。フランスのブルゴーニュでは毎日、大量のエスカルゴが消費されており、エスカルゴの中身を取り出す専門の職人がいます。彼らは、手作業で1日何トン（1トンあたり約4万匹）もの処理をするのですが、エスカルゴを左手に持ち、コルク抜きのような道具で、中身を殻《から》から引き抜きます。

ほとんどのエスカルゴは右巻きですから、ごくたまに左巻きのエスカルゴがあると、左手にうまく収まらないことが直感的にわかるそうです。また、中身を引き抜く時に、左巻きの殻を反対側に抉《えぐ》らなければならないので、手間もかかります。

エスカルゴ以外のカタツムリも、大半は右巻きです。カタツムリは交尾する時、生《せい》殖器《しょくき》をおたがいの生殖孔《こう》に差し入れますが、右巻きの場合、頭の右側面に孔《あな》があり、左巻きでは、左側面に位置します。そのため、右巻きどうし・左巻きどうしは交尾できても、右巻きと左巻きは交尾できません。集団のほとんどが右巻きの社会では、突然変異で左巻きが生まれても、交尾できず、繁殖できないために、その変異は絶滅してしまいます。これが、右巻きが圧倒的に多い理由です（なぜ右巻きなのかは、最初のカタツムリが右巻きだったからとしか言えないと思います）。

しかし、琉球《りゅうきゅう》諸島に生息するニホンマイマイ属は、なぜか左巻きが少なくないことが以前から知られていました。この謎を明らかにしたのが、東京大学の細将貴《ほそまさき》特任助教です（細将貴著『右利きのヘビ仮説――追うヘビ、逃げるカタツムリの右と左の共進化』東海大学出版会）。

彼は、石垣《いしがき》島と西表《いりおもて》島のみに生息し、ほとんどカタツムリしか食べないイワサキセダカヘビを追い、その実態を解析。そして、イワサキセダカヘビは生まれながらにして、その歯の数が右下顎《あご》24本、左下顎16本であることを発見したのです。

ヘビは、左右の下顎を独立して動かすことができるため、カタツムリの首に噛《か》みつき、いっぽうの下顎で首を固定し、もういっぽうの下顎を深く貝に差し入れて、中身を引きずり出します。これは、フランスの職人がエスカルゴの中身を引っ張り出す作業と同じです。

カタツムリが右巻きなら、ヘビは右下顎を差し入れることになるので、右下顎の歯の本数が多いほうがいい。右利きのヘビにとって、右巻きカタツムリは捕食しやすいのです。実際、細助教は、ヘビが左巻きカタツムリを食べることが苦手であることを実証しています。ですから、おそらく、このヘビは、右巻きカタツムリが生息していた地域で、右下顎の歯が多いという突然変異をしたものが捕食に有利であったために繁殖したのです。

いっぽう、突然変異で生まれた左巻きカタツムリは、ヘビに食べられることから逃《のが》れることができたため、繁殖のチャンスが増えて、生き残ったと思われます。左巻きカタツムリの生き残る能力が強かったというわけではなく、ヘビが右利きだったという、まったくの偶然、幸運の結果だったわけです。

左巻きカタツムリは、右利きのヘビがいる世界では、安心して幸福に生きられます。また、カタツムリ全体から言えば、突然変異が起こることで、左巻きカタツムリが生き残り、ヘビに食べ尽くされる危険性がなくなりました。突然変異による「多様性」の確保は大切なのです。

幸福者生存

「幸福」には、多少の「幸運」がつきものです。ですから、私はさらに一歩進めて、遺伝子の進化も、「幸福者生存（survival of the happiest）」と言えるのではないかと考えています。つまり、果敢に遺伝子を使おうとすることで、偶然に、生存に有利な変異も起こり、幸運にも、快適に、そして幸福に生きられるようになったものが結局、生き残る、と。

突然変異というリスクを負いながらも前進していくことで、たまたま「幸運にも」、より良い生活にめぐりあえ、幸せを感じた時、「進化」があるのだと思います。「しあわせは歩いてこない　だから歩いてゆくんだね」（作詞・星野哲郎、歌・水前寺清子「三百六十五歩のマーチ」）という姿勢です。

生態学者で京都大学の故・今西錦司《いまにしきんじ》名誉教授は、種の進化について「棲《す》み分け理論」を唱えました。

今西教授は、京都の賀茂《かも》川に生息する、形が異なるカゲロウを観察。偶然の遺伝子変異により、すこしずつ体を変形させたカゲロウが、その体に応じた場所に棲みつくようになり、そこで生き延びた、と考えたのです。つまり、生物のほうが主体的に環境を感じ取り、自ら棲むべき場所を見つけて、平穏な生活と生存を勝ち取ったということです。

自然環境が「種」を選び取るというダーウィンの考えと、「種」が環境を選び取るという今西教授の考えはまったく逆です。

しかし、この考えには「幸運」以上に、生物の「幸福」を求める意志が感じられて、私は好ましく感じます。そして、今西教授の唱える「種」の生き残りの姿勢に、私は「使われていない人生」を果敢に生きようとする「幸福者生存」の姿を見るのです。

勝つよりも、受け入れるほうがいい

現在、医学の世界では病気、特に生活習慣病の発症について、遺伝子変異からの解釈がさかんになされています。

すなわち――人類が誕生してから長い間、食べるものが少なかった。だから、なけなしの食べものをすこしでも多く体に溜め込むことができる遺伝子変異を持った人が生き残った。ところが現在、飽食の時代となり、食べるものが容易に手に入るようになると、この遺伝子変異を持った人はエネルギー源が体に溜まりやすくなり、その結果、肥満が蔓延《まんえん》している――と。

この変異を起こした遺伝子は、「倹約遺伝子（得られた栄養分を安易に消費するのではなく、貯蔵するように働く遺伝子）」と呼ばれます。そして、肥満を起点とするメタボリックシンドロームなど数多くの病気の原因を、倹約遺伝子に置く考えが主流です（「倹約遺伝子仮説」）。しかし、私はこの説に疑問を抱いています。どうも、結果論的な解釈の匂《にお》いを感じるのです。

21世紀になると、ＤＮＡ解析が急速に進み、生活習慣病を引き起こす遺伝子の探索が熱心に行なわれました。その結果、一握りの決定的な遺伝子の異常で、病気が起こるわけではなく、小さな遺伝子の変異が多数起こることで、発症することが明らかになってきました。

たとえば、糖尿病を発症させる原因遺伝子として、すでに60個以上が明らかにされています。ひとつひとつの遺伝子の異常の糖尿病への影響は、けっして大きくはありません。このような、人間の生存にとって〝すこしだけ不利な遺伝子の変異〟がなぜ多数生き残ったかについて、私は前述の中立理論の解釈が妥当と考えています。

私たち現生人類ホモサピエンスは、アフリカで生まれました。そして、約15万〜10万年前にアフリカを出発し、世界のさまざまな環境の土地に移住していくなか、〝たまたま〟倹約以外の理由で、弱有害の遺伝子変異が広く浅く残ったのではないでしょうか。

一般的に、インド人は内臓脂肪の蓄積が著《いちじる》しく、メタボリックシンドロームが起こりやすいことが知られています。肥満になると、血糖を下げる作用のあるインスリンの効《き》き目が悪くなるため、それだけたくさんインスリンを分泌《ぶんぴつ》する必要がありますすが、日本人は、膵臓《すいぞう》からそれに見合うだけのインスリンを出すことができません。

こうした遺伝的な民族差は、それぞれの地域に移住していったホモサピエンスの事情が異なっており、それでも良かった、あるいはそのほうが良かったからと推測されます。もちろん、本当の理由はわからないし、そもそも理由などなかったのかもしれません。

20世紀には、ホモサピエンスはアフリカを出たあと、寒冷の地ヨーロッパでネアンデルタール人と出会い、彼らと争い、駆逐《くちく》したと考えられていました。ネアンデルタール人より、体格も、脳の重さも劣《おと》るホモサピエンスは、「弱いがゆえに」団結する必要があり、言葉を発達させて、連携プレーを実現。ネアンデルタール人に打ち勝ち、現在まで生き残ったというのです。

しかし最近、これとは異なる事実が浮かび上がってきました。

40万～30万年前にアフリカを出て、中東を経《へ》てヨーロッパに展開した集団がネアンデルタール人に、中東を経てアジア内陸部に移動した集団がデニソワ人になった。それらに遅れてアフリカを出たホモサピエンスは、中東やアジア内陸部で、先住者であるネアンデルタール人やデニソワ人と交雑していたことが、遺伝子から示されたのです。私たちの遺伝子の数%に、ネアンデルタール人の遺伝子が混じっていることも明らかになりました（スヴァンテ・ペーボ著、野中香方子訳『ネアンデルタール人は私たちと交配した』文藝春秋）。

現在に至るまで、その遺伝子が受け継がれてきたことを考えると、私たちの祖先とネアンデルタール人はそれほど仲が悪かったわけではなかったのかもしれません。

私たちホモサピエンスは、彼らとの交雑により、ネアンデルタール人の強い免疫力を得たり、デニソワ人の特性である酸素が薄い高地で住める能力を手に入れたりしたという仮説もあります。

現生人類は新しい世界に出ていくことで、別な人種と出会いましたが、彼らと争ったのではなく、仲良くしてそれを受け入れ、幸せに生きた。その結果、たまたまパワーアップして、全世界に広がり、現在の繁栄が得られたのではないでしょうか。

このように、遺伝子は、私たちを「幸福」へと導《みちび》くしくみを備えているのです。

ヒトゲノム計画でわかったこと

ヒトのすべての遺伝子の塩基は、２０００年におおざっぱな配列（ドラフト配列）の解読に成功し、ワトソン・クリックモデル（二重らせんモデル）の発見から50年目の節目を記念した２００３年に終了しました。いわゆる「ヒトゲノム計画」です。「ゲノム（genome）」とは、「ジーン（gene、遺伝子）」と「オーム（-ome、すべて）」を合わせた造語であり、「その生物をその生物たりうるに必要な遺伝子情報の総体」という定義になります。

ヒトゲノム計画が終了した結果、驚くべき事実——ヒトのゲノムのわずか１・２％だけが、タンパク質を作ることに直接かかわるＤＮＡであること——がわかりました。

タンパク質が作られることに間接的に関係する遺伝子を含めても、全体の５％程度であり、残りの95％は同じような繰り返しの配列が続くＤＮＡで、生命活動に無関係と考えられました。これらは、意味のない遺伝子、「ジャンクＤＮＡ」と呼ばれました。「ジャンク（junk）」とは、ジャンクフードなどのジャンクのことで、ガラクタを意味します。

ヒトゲノム計画によって示された遺伝子の数は、2万5000個程度。これは、ヒトの遺伝子が他の生物に比べて、けっして多いわけではないことを示しています。たとえば、イネの遺伝子は約3万2000個で、人間より多いのです。

ヒトゲノム計画終了後、塩基配列の暗号の解読解析、ENCODE《エンコード》（Encyclopedia of DNA Elements、DNA辞書）計画が始まり、このプロジェクトに参加している日本の理化学研究所から、新しい知見が報告されました。それは、ヒトゲノムの8割に何らかの機能があるかもしれない、というものでした。

DNAの暗号が翻訳されて、タンパク質ができる時、DNAはその配列に従って、RNAという1本鎖の別の不安定な核酸に写し取られます（「転写」と言います）。このRNAを鋳型にしてアミノ酸の配列が組まれて、タンパク質ができます（これが前述の「翻訳」です）。それまで、RNAは翻訳をつかさどることが主な仕事だと思われていましたが、その他にもたくさんの役割があることが次第にわかってきました。

DNAから転写されたRNAには、翻訳されないものがたくさんあり、これらは

「非翻訳RNA」と呼ばれます。ジャンクDNAには、非翻訳RNAをコードする遺伝子が半分ほど存在しており、これが遺伝子の読まれ方・使われ方をコントロールしていることがわかってきました。

つまり、遺伝子のほとんどは、遺伝子の使われ方をコントロールする遺伝子なのです。それほど、「遺伝子が使われる」ことは複雑に調節されているわけです。

「遺伝子が異常」と言われたら……

遺伝子は常に変わろうとしており、その結果、ゲノムの核酸は、個人ごとに数百万個も異なっています。この違いが、ヒトに個性を与えています。それでは、「あなたの遺伝子は異常です」と言われたとしたら、どのように解釈したらいいのでしょうか。

遺伝子の変異が、たまたまタンパク質をコードする遺伝子に起こることがあります。すると、通常とは異なったタンパク質が作られたり、あるいはタンパク質が作られなくなったりして、細胞がうまく機能しなくなることがあります。

ＤＮＡはふたつずつあり、それぞれが対になった染色体の上に載《の》っているとお話ししました。つまり、ある機能を担《にな》う遺伝子の場所（「遺伝子座」と言います）には、両親から受け継いだ、ふたつの遺伝子が用意されています。この両親の遺伝子を「対立遺伝子」と言い、対立遺伝子の配列がまったく同じ場合を「ホモ接合（ホモ＝同一）」、異なる場合を「ヘテロ接合（ヘテロ＝異なる）」と言います。

通常、対立遺伝子はどちらも使われますが、対立遺伝子の核酸に違いがあると、ホモの人とヘテロの人では、作られるタンパクの量や種類が異なる場合が出てきます。そして、これが原因となり、その個体の形質が変わり、病気につながることがあります。こうして起こる病気が、いわゆる「遺伝病」です。

しかし、このようにはっきりとした、病気を起こす遺伝子の異常は、一般人の「遺伝子異常」のなかでは、頻度は低いです。実際は、「遺伝子の使われ方をコントロールする遺伝子」のほんのすこしの違いが、私たちの個性、場合によっては病気のなりやすさの原因となっていることのほうがはるかに多い。

ヒトゲノムは、誰でもおおまかには同じですが、個々人によって若干《じゃっかん》の違いがあります（「遺伝子多型《たけい》」と言います）。そして、それぞれの個人のゲノムを解析してみると、１個の塩基の違い（ひとつだけですから、よく起こる突然変異です）が数百万個ほど認められます。この遺伝子の変異のうち、集団において１％以上の頻度で認められるものを、「ＳＮＰ（一《いち》塩基多型）」と言います。

したがって、ＳＮＰはたまたま個人に起きた特別な突然変異ではなく、その人が属するサブグループに代々《だいだい》受け継がれ、共有されてきた遺伝子のバリエーションです。「遺伝子検査」は、このバリエーションと、過去における多くの人の病気のなりやすさの実績の相関を解析して、関連づけ、同じバリエーションを持つ人の将来を予測しようとするものです。統計的な推論ですから、あくまで確率であり、本当にその通りになるかはわかりませんし、また、なぜそうなるのかも多くの場合はわかりません。

他の大勢に起こったことが、自分にも同じように起こるかどうかは、実に悩ましい問題です。しかも、その確率の絶対値も問題です。

たとえば、前述のように、糖尿病の原因遺伝子はすでに60個以上見つかっていますが、そのひとつであるＴＣＦ７Ｌ２のｒｓ７９０３１０１４という場所（遺伝子座）

の塩基が、Tの人とCの人がいます。TTホモ、TCヘテロ、CCホモの3種類の対立遺伝子の組み合わせになるわけですが、Tを持った人（TT、TC）のほうが、Cだけの人（CC）より、糖尿病になりやすいという統計結果が得られました。

実際は、糖尿病でない人ではTを持った人が52％で、糖尿病の人では同62％でした。Tを持っている人は、持っていない人よりも1・3倍糖尿病になりやすいとなったのです。通常、糖尿病になる確率は10人に1人ぐらいですから、Tを持っている人では10人に1・3人が糖尿病になるぐらい、確率が上昇するということです。

いっぽう、肥満になって内臓脂肪が蓄積すると、糖尿病になりやすくなりますが、そのリスクは2・6倍です。ということは、生活習慣の悪さのほうが、ひとつの遺伝子の異常より、はるかに危険が大きいことになります。もちろん、他にも糖尿病にかかわるさまざまな遺伝子の異常がありますが、それらをすべて足し合わせても、生活習慣の影響にはとうていおよびません。

私たちは、遺伝と生活習慣の大切さを考えるうえで、このような「遺伝子の真実」を知っておくべきなのです。

遺伝子検査は受けるべきか

遺伝子解析技術の急速な発達により、「遺伝子検査」が気軽に行なえる時代となりました。２０１５年、アメリカの女優アンジェリーナ・ジョリーさんは、自分の遺伝子検査の結果から、乳がんおよび卵巣《らんそう》がんが発症することを慮《おもんぱか》って、２回の手術（乳腺《にゅうせん》除去、卵巣・卵管《らんかん》摘出）を行なったことを公表しました。彼女の決断には、自分の遺伝子に正しく向き合い、「使われていない人生」を生きようとする真摯《しんし》な姿勢がうかがえます。

遺伝子検査はこれまでにも、出生前診断、法医学での犯人特定、親子鑑定など医学領域を中心に広く行なわれてきましたが、現在、その情報が一般人にまで手が届くところまで来ています。

彼女の場合、母、祖母、叔母など近親者に、乳がん・卵巣がんが多いことから、遺伝子検査に踏み切り、結果、ＢＲＣＡ（乳がん感受性遺伝子）１および２に異常が見つかりました。この遺伝子の異常があると、87％の確率で乳がんが発生するという統計結果（他の人の実績）がありました。この事実を突きつけられて、決断したのです。

遺伝子検査は現在、医療機関だけではなく、個人でオーダーすることも可能です。唾液《だえき》や口腔粘膜《こうくうねんまく》の細胞などを採取して業者に送付するだけで、簡単にその結果を知ることができます。「ＯＴＣ遺伝子検査」と呼ばれるものです。ＯＴＣは「over the counter」の略であり、直訳すれば「ドラッグストアのカウンター越し」、すなわち医師の処方箋なしで買うことができる医薬品を意味します。

アメリカでは、23ａｎｄＭｅという企業のほぼ独占状態でした。同社はグーグルとの関係も深く、グーグルは個人の遺伝子情報に魅力を感じていたのでしょう。99ドル、つまり1万円ほどの検査費用であったことも、注目を浴びました。しかし、同社は２０１３年、ＦＤＡ（アメリカ食品医薬品局）から、サービス販売停止を命じられます。

その理由として、遺伝子検査の結果の意味するところを一般人が正確に理解できず、混乱を招く可能性などが考えられますが、私はその精度も問題だと思います。

遺伝子検査は個人の特定部分の遺伝子の塩基の配列を読むもので、その過程において誤《あやま》りはつきものです。しっかりとした検査の品質管理がなされないままに結果が出され、誤りの頻度が数％であった場合、もし問題となる遺伝子の異常の発生頻度が同じぐらいであれば、その結果はまったく信用できないことになるのです。

私が受けた遺伝子検査

実は、私も遺伝子検査を実感してみようと思い、迷った挙句《あげく》、自分の遺伝子検査を申し込みました。２０１７年のことです。費用は約20万円でした。

正直言えば、怖かったです。もし、致命的な遺伝病、あるいは認知症を起こす遺伝子異常などが見つかったらどうしよう。子どもに影響があるものであれば、どう家族に話せばいいだろう。しかし、まあ還暦《かんれき》を迎えるまで生きてきた〝実績〟があるのだから、そんなことはないのではないか、などさまざまなことを考えました。

こうして、遺伝子検査をめぐる臨床現場での深刻な問題、つまり知る権利と知らない権利の一端を感じ取ることができました。

私の受けた遺伝子検査では、１７００個の遺伝子（全体の遺伝子の数十分の一）についてのＳＮＰ、それから28個の塩基配列の欠失《けっしつ》（塩基配列がグループとして抜け落ちること）、12個までの塩基配列の挿入（塩基配列グループが余分に入り込んでいること）について調べました。説明書には全ゲノムの90％の領域をカバーしていると書かれていましたが、実際は、広範な遺伝子の全領域を大きな間隔をあけてざっと見たという印象です。

3カ月ほどして、見つかった遺伝子の変異に関して、これまで報告されている健康上の異常に関する論文内容と合わせて、報告書が届きました。

結果的には、致命的な遺伝子異常――遺伝子の異常がヘテロでも、つまり対立遺伝子のいっぽうが異常であれば病気が起こるもの（「優性《ゆうせい》遺伝」と言います）――は見つかりませんでした。内心《ないしん》ほっとしました。

いっぽう、病的かもしれない遺伝子異常――遺伝子の異常がホモ、つまり対立遺伝子の両方に異常があれば病気が起こるかもしれないもの（同「劣性《れっせい》遺伝」）――は見つかり、「軽度の難聴」が記載されていました。

「病気が起こるかもしれない」と書きましたが、優性にしても劣性にしても、その遺伝子異常があれば、必ず病気が起こるわけではありません。病気が起こらないこともありますし、起こるとしても軽症であったり、年を取ってから起こったりすることもあります。その起こり方は、遺伝子異常からある程度判断できる場合もありますが、予想できないことのほうが多い。

あまり大きな成果はなかったな（大きな成果があったら、大変なことになっていたかもしれません）と思いましたが、役に立つ情報も記載されていました。それは、「ゲノム薬理学」からのコメントです。

遺伝子がコードする酵素のなかには、薬剤を代謝するものもたくさんあります。遺伝子の変異は、薬物の効果については、かなり確率の高い情報を与えてくれます。有名なものは、アルコールに対する耐性です。日本人はお酒に弱い人が多く、まったく飲めない人もたくさんいます。この体質は、親のアルコールの強さでかなりはっきりと判断できます。

お酒の強さの違いは、２型アルデヒド脱水素酵素（ＡＤＨ２）の遺伝子多型によります。アルコールは、肝臓のＡＤＨ（アルコールを酸化してアルデヒドにする反応を触媒する酵素。「アルコール脱水素酵素」とも呼ばれる）によってアセトアルデヒドに代謝され、続いて、ADH2により酢酸《さくさん》にまで分解されます。このアルデヒドが血管を広げ、顔が赤くなったり、血圧が下がったり、頭痛を起こすのです。このADH2の働きが弱い人では、アセトアルデヒドが溜まりやすく症状が出やすくなるので、お酒が弱いということになるわけです。

ADH2は517個のアミノ酸からできていますが、その504番目のアミノ酸をコードする塩基がGからAに変わると、作られるADH2の働きが10分の1になります。この遺伝子多型は「ADH2＊2」と呼ばれ、日本人でこれをヘテロで持つ人（お酒が弱い人）は42%、ホモで持つ人（まったくあるいはほとんど飲めない人）は9%います。

薬剤を分解する酵素の働きが強い場合、その薬剤は簡単に分解され、薬剤の効果が出にくくなります。私の受けた遺伝子検査では12薬剤・11遺伝子・35遺伝子座について調べられたと記載されていました。

臨床現場では、血栓《けっせん》ができて血管が詰まることで脳梗塞《のうこうそく》や心筋梗塞になることを防ぐため、血栓の形成を予防する薬剤が投与されることがあります。このカテゴリーの薬剤のなかで、抗血小板剤《こうけつしょうばんざい》クロピドグレルを分解する力が、私は弱いことが遺伝子検査の結果、わかったのです。つまり、通常量では効《き》きが良すぎることがあり、出血に注意する必要があります。

また、同じカテゴリーの薬剤で、よく使用される抗凝固剤《こうぎょうこざい》ワルファリン（この薬を飲んでいる人は納豆を食べてはいけないと言われます）については、分解代謝する力が強く、通常の量では利《き》きが悪いことがわかりました。幸《さいわ》い、私はこれらの薬剤は服用していませんが、こうした情報は将来このような薬剤を使う時に役立ちます。

遺伝子検査の実態、その光と影をよく理解し、むやみに悩むことなく、うまく利用して使っていきたいものです。

遺伝子の「読まれ方」は変わる

では、遺伝子が伝えることができる「情報量」はどれほどなのでしょうか。

細胞内のＤＮＡは、約30億あると言われています。塩基ＡＴＣＧの４文字のうちどれが来るかは４（２の２乗）通りです。これは、情報量の単位としては２ビット（b）

であり、それが30億あるのですから、2ビット×30億個＝60億ビットとなります。8ビット＝1バイト（B）ですから、7・5億バイト。100万バイト＝1メガバイト（MB）ですから、750メガバイトとなります。

簡単に言えばCD-ROM1枚分で、一昔前のパソコンのOS程度です。ちなみに、最近のUSBメモリースティックは1ギガバイト（GB）、つまり1000メガバイト以上です。

いっぽう、人が一生を送るための情報量は25ギガバイト程度と言われています（カール・セーガン著、長野敬訳『エデンの恐竜——知能の源流をたずねて』秀潤社）。

ということは、人生のなかで伝えられる情報量のほうが、計算された遺伝子に書き込める情報量よりはるかに多いことになります。これは、塩基の配列、暗号の読まれ方、つまり遺伝子の使われ方がさまざまで、これらが、この計算に含まれていないからです。遺伝子の持つ力は、このような単純計算では推測することができないのです。

私たちの体を構成する細胞は、たったひとつの受精細胞から、200種類以上・60

兆個に増え、それぞれの細胞としての個性を持つようになっていきます。

その時間経過のなかで、同じ遺伝子でも、その読まれ方が変わっていきます。つまり、遺伝子は、置かれた環境に応じて、その力の発揮のされ方が異なるのです。これを「文脈に応じて使われる」と言います。同じ言葉でも、その言葉が文章のどこに置かれるかによって、意味が異なるということです。

人生という物語のなかで、さまざまな文脈で、遺伝子の言葉は実にさまざまな意味を伝えます。それが、遺伝子が「うまく使われる」ということです。遺伝子の力は途《と》轍《てつ》もなく大きなものです。次章では、この遺伝子の「使われ方」についてお話ししたいと思います。

第5章

臓器の記憶

子宮内の記憶

２０１０年、私は朝日新聞の「脱メタボ 10歳若返る」企画のなかで、「妊娠時の減量はだめ」というメッセージを発したのですが、予想以上に反響があり、電車のつり革広告にも使われました。

胎児は母親を通じて外の環境を知り、それに合わせて、どう成長するかプログラムされます。たとえば、母親の栄養状態が悪いと、胎児はおなかの外の世界は飢餓の時代の到来と判断し、それに備えるのです。そして、たくさんのものを食べようとする脳の機能ができ、体に取り込んだカロリーをしっかり体に蓄《たくわ》える体質、すなわち「倹約家」体質が作られます。

ところが、生まれたあとは、おなかのなかの情報とはまったく違う世界で育つことになります。その結果、肥満、メタボリックシンドローム、糖尿病などが起こり、心血管病が起こりやすくなるのです。取材した平出義明《ひらいでよしあき》記者は、「自分ひとりの体ではないという意識が、母親に求められている」と結んでくれました。

胎児期や生後直後の健康・栄養状態が、成人後の健康に影響をおよぼすことが明らかになったのは、戦争や飢饉《ききん》による妊婦の極端な栄養不足からでした。

１９７６年、「オランダの飢饉（Dutch Famine）」と呼ばれる事例が発表されました。第２次世界大戦時、オランダはナチス・ドイツ軍の占領によって食糧統制が布《し》かれ、１日の食糧配給が大人１人あたり７００㎉まで落ち込みました。この時に妊婦だった母親から生まれた人たちが50歳になると、同世代の他の人より、明らかに肥満や糖尿病の人が多かったのです。

同じような事例は、ウクライナ飢饉（１９３２〜１９３３年）、オーストリア（１９１８〜１９１９・１９３８・１９４６〜１９４７年）、中国（１９５９〜１９６１年）、ナイジェリアのビアフラ戦争（１９６７〜１９７０年）でも見受けられ、その時に胎児であった世代に糖尿病の発症が多いことが知られています。

１９８６年、イギリスの疫学者デヴィッド・ベーカーは、生下時《せいかじ》体重に注目。胎児の時に母親が低栄養の状態でいると、出生時の体重が低くなり、成人に達したあとに肥満・糖尿病・高血圧などが起こりやすく、心血管障害による死亡率が上昇する、と報告しました。

生下時体重と成人後の代謝疾患の発生との相関は、フィンランドや中国からの報告でも示されています。胎児期に種々のストレスが加わることにより、その後の疾患発症がプログラムされるとして「胎児プログラム説」、あるいは「ベーカー仮説」とも呼ばれています。

母親の低栄養は、胎盤《たいばん》の成長の障害、胎児への栄養の供給低下などを来《きた》し、胎児には大きなストレスとなります。これが胎児の発育を鈍《にぶ》らせるのですが、同時にその「体質」も変えてしまうのです。そのメカニズムとして注目されているのが、「エピゲノム」という遺伝子の上に起こる変化です。

遺伝子の使われ方を変えるエピゲノム

ＤＮＡに書かれた情報そのものは変わりがなくても、生まれてからのさまざまな状況でその遺伝子の使われ方が変わり、「形質」が変わることが明らかになってきました。この現象が、「エピゲノム」です。

前述のように、ゲノムとは「遺伝子」を意味し、「エピ（epi）」は「その上」を意味しますから、「エピゲノム」とは遺伝子そのものではなく〝遺伝子の構造を超えて〟それ以外の方法で遺伝子の機能を調節するしくみということになります。

　ＤＮＡの糸は、糸巻きに相当する「ヒストン」と呼ばれるタンパク質に巻きつけられていますが、ある程度ほどけることで、遺伝子は働き始めます（53ページの図表7、109ページの図表11）。ヒストンは、糸の巻きつき具合を調節することで、遺伝子の使われ方をコントロールします。

　ほどけたＤＮＡは、ふたつの運命をたどります。ひとつは、それぞれのＤＮＡが鋳型となって、自分のコピー遺伝子を作ること。

　もうひとつは、ＤＮＡからＲＮＡが写し取られて、タンパク質が作られることです。この時、他の遺伝子によって作られたタンパク質（「転写調節因子」と言います）が、読まれる遺伝子に結合して、写し取られ方を調節しています。

　エピゲノムは、ＤＮＡそのものやヒストンに、ある種の目印（「メチル基《き》」「アセチル基」などと呼ばれる有機分子）がくっつく、あるいはくっついていたものが離れることで、糸巻きのほどけ具合が調節されて、遺伝子の働きが変わることです。

この目印がつく、あるいは、はずれることは、その個体が生活環境のなかで体験するさまざまな刺激によって起こってきます。ですから、ＤＮＡに書かれた情報そのものに変わりがなくても、生まれてからのさまざまな状況（生活環境、生活習慣）によって、その遺伝子の使われ方が変わります。

私たちの「体質」は、持って生まれたものではありますが、生まれてからの努力で、体質は改善できます。逆に不摂生《ふせっせい》をすれば、体質は悪くなってしまいます。

目印が遺伝子にくっついたり離れたりすると、その変化がかなり長期間、時には一生涯におよぶこともあります。ですから、前項で述べたように、胎児の時に受けた遺伝子のエピゲノム変化は、長期にわたって人生に影響を与える可能性があるのです。

動物実験では、妊娠中に母親が食べるタンパク質が制限されると、おなかの仔《こ》の、脂肪細胞を発達させてカロリーを溜め込むように働く遺伝子に、エピゲノム変化が生じることが確かめられています。

現在、若い女性の間では見た目を気にするあまり、過剰なダイエットに走る傾向があります。その結果、やせた母親から生まれた新生児は生下時体重が低く、２５００

図表11 ヒトゲノムによる遺伝子の調節

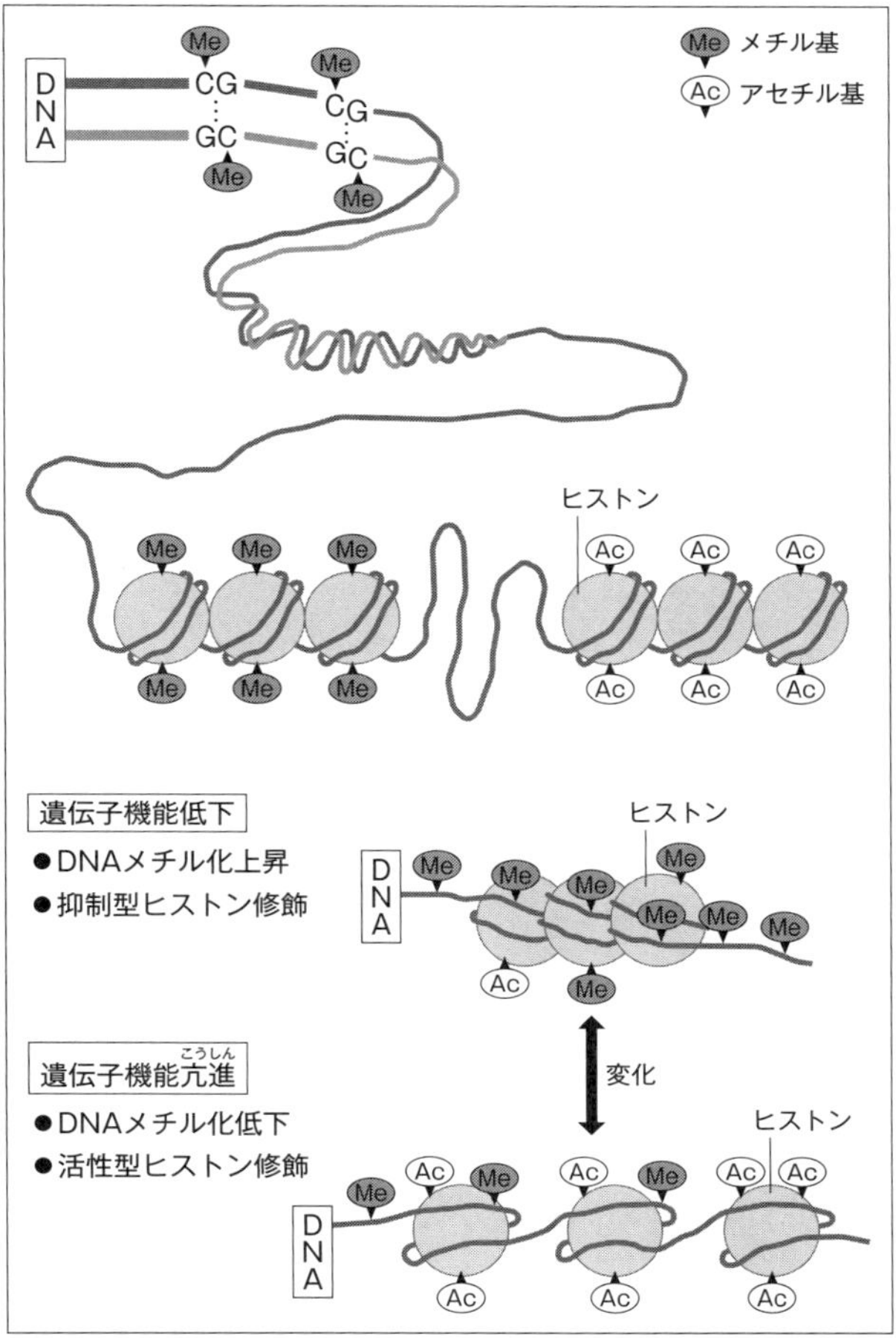

g以下の新生児が1割近くにも達しています。彼・彼女たちは、将来メタボになる可能性が高いサブグループに属することになります。

このような事態は日本において顕著に見られ、2018年、科学誌『サイエンス(Science)』では、日本女性のやせ願望を危惧《きぐ》する記事が掲載されました。

寿命は見た目が9割⁉

写真1をご覧ください。この2人は一卵性双生児です。もちろん、よく似ていますが、明らかに〝老け方〟に差があります。

一卵性双生児の染色体は、生まれた時の遺伝子はまったく同じですが、その遺伝子に起こったエピゲノムの変化を見ると、異なります。つまり、生まれたあとのエピゲノムの変化の違いが、2人の見た目を大きく変えたのです。

70歳以上のデンマーク人の双子187組を12年間追跡した結果、外見が実際の年齢よりも若く見えるほうが長生きしたことも報告されています(Gunn DA et al. J Gerontol A Biol Sci Med Sci 71:72-77, 2016)。

エピゲノムの変化は、すばやく起こることがわかってきています。たとえば、運動を三〇分間行なうだけでも、筋肉の遺伝子にエピゲノム変化が起こることが観察されています（しかし、運動をしないとこの変化は消失します）。

また、数日間の糖分の上昇（糖尿病患者さんの上昇した血糖程度）が、血管の細胞のエピゲノムの変化を引き起こし、その変化は糖分を正常にしても（健常者の血糖程度）数週間は残っていることが報告されています。

写真1 双子でも〝老け方〟に差がある

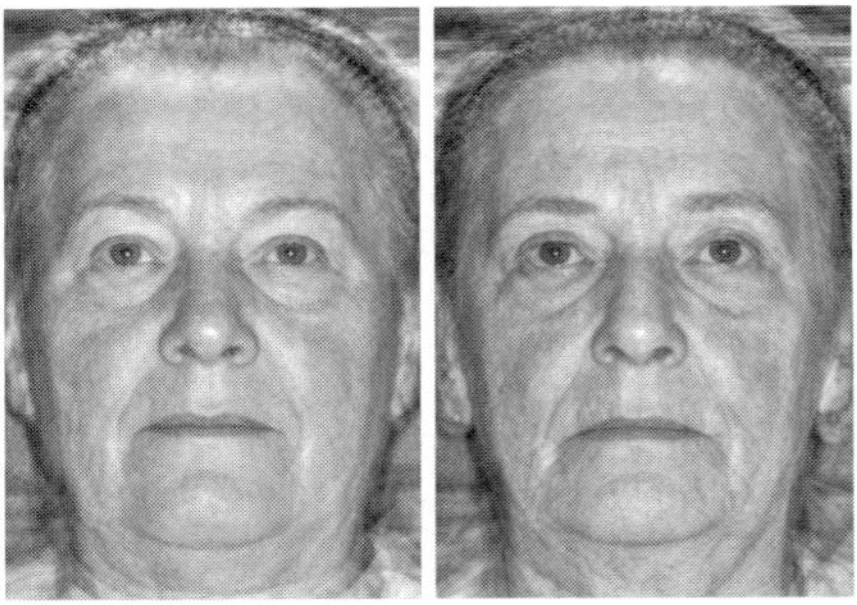

（Christensen K et al. BMJ 339:b5262, 2009）

生活環境で経験して得られた情報は、〝親からもらった〟変えることができない「遺伝子」の上に、どんどん書き込まれていきます。そして、それが、体に良いものであれ、悪いものであれ、「記憶」として私たちの体に残っていきます。「過去」の経験の蓄積、つまり「記憶」が、私たちの「未来」を変えていくのです。

血液型占いは科学的ではない

世間では、その人の性格などを血液型や星座で判断することに根強い人気があります。

血液型は、完全に遺伝子で決まります。血液型（ABO式）を決める、親からもらう遺伝子はA、Bの2種類であり、これらの遺伝子は9番染色体の上に存在して、赤血球の表面に存在する糖鎖《とうさ》（さまざまな種類の糖がつながったもので、その物質の目印になる）を作る酵素をコードします。

Aという遺伝子を持っていれば「Nアセチルグルコサミン」という糖鎖が、Bの遺伝子を持っていると「ガラクトース」という糖鎖が、赤血球の表面につきます。

実は、Bの遺伝子は、Aの遺伝子のなかの、2カ所の塩基が他の塩基に変わったSNP（91ページ）です。Oの遺伝子は、Aの遺伝子の他の場所の塩基が異なるもので、AでもBでもない遺伝子という意味です。この遺伝子型の人は、Nアセチルグルコサミンもガラクトースも赤血球につけることができません。

A型の人は、Aの遺伝子をひとつあるいはふたつ持っている人（AA、AO）で、

作り出すペースメーカーの役割をはたしています。目から入ってきた太陽光の情報は、視神経《ししんけい》を通じてダイレクトに脳に伝えられ、脳の「時計遺伝子」が全身の臓器の「時計遺伝子」の制御を行なっています。

実は、私たちの体の変化は24時間同じように起こっているわけではありません。1日のうちで起こりやすい「時」があります。

たとえば、分娩《ぶんべん》の陣痛は午前（以下同じ）0時頃に始まることが多く、喘息《ぜんそく》の発作は2時頃に多い。糖尿病の患者さんのなかには何も食べていないのに4〜5時に血糖が上がる方がいますし、心筋梗塞や脳卒中は8時頃にピークがあります。こうした、1日の生命活動のリズムが、体中にある「時計遺伝子」によって調節されています。

この「時計遺伝子」の働きに、私たちの生活を合わせるように「暦」が作られたのです。肝臓や腸にある「時計遺伝子」は、食べたものの量や時間によって、その機能が変わります。だから、夜遅い時間に食事をすると、腸の「時計遺伝子」の調子が狂い、メタボになりやすくなるのです。

腎臓内分泌代謝内科では現在、寿命をコントロールする「サーチュイン」遺伝子の研究をしています（Hasegawa K et al. Nat Med 19:1496-1504, 2013）。カロリー制限をすると寿命が延びることは、下等動物からサルまで知られていますが、この長寿効果を引き起こすのがサーチュインです。そして、サーチュインの活性化にかかわる遺伝子も、「時計遺伝子」の支配を受けています。ですから、生活リズムは寿命の決定に大切なのです。

生まれた時の黄道《こうどう》（地球から見た太陽の1年間の軌道）上の星座12宮の位置が、その人の運命を規定するという星座占いの考え方は、やや乱暴です。しかし、イギリスの巨石群ストーンヘンジが作られた紀元前３０００年頃から、蓄積されてきた星座に関する知識には、ある種の真実があるのではないかとも思います。

なぜなら、星座は、私たちが母親の子宮のなかにいた「季節」を示すからです。日照時間は、母親の「時計遺伝子」に影響をおよぼします。その結果、子宮の環境も変化するに違いない、と私は考えます。そうであれば、胎児の体全体（血液型のように一握りの遺伝子の違いではなく）、つまり性格・考え方・臓器の働き方などに関係する、多くの遺伝子の使われ方に影響をおよぼしても不思議ではないと思うのです。

図表13 星座と体、病気の関連

星座	部位	病気
牡羊座	頭	頭痛、偏頭痛、熱
牡牛座	首、のど	咽頭炎
双子座	肺、肩、腕、手	せき、骨折
蟹座	胃	消化不良
獅子座	心臓、背部	血圧、心臓病
乙女座	小腸、皮膚	刺激性腸炎、湿疹
天秤座	腎臓、肝臓	肥満、慢性疲労
蠍座	生殖器、膀胱、大腸	過労、パニック
射手座	臀部、大腿	関節炎、打撲
山羊座	ひざ、歯、骨	虫歯
水瓶座	かかと	捻挫
魚座	足	ウオノメ、マメ、イボ

星座と臓器

紀元前5～4世紀のギリシアでは、12の星座が体の各部位に割り当てられ、その臓器に影響を与えていると考えられていました。最初の星座・牡《お》羊《ひつじ》座の頭から始まり、首、胸、腹と下りていき、魚《うお》座の足で終わります（図表13）。

14世紀に入ると、ヨーロッパでは星座が医学に取り入れられ、診断や治療に応用されるようになります。こうなると、非科学的に見えなくもありません。

脊椎《せきつい》動物の体はおおざっぱに言えば、ふたつの筒で作られています。外側の筒が皮膚《ひふ》、筋肉、脊柱、神経であり、内側の筒が腸、肺、心臓、腎臓などです。前者は「体壁《たいへき》」系、後者は「内臓」系と呼ばれます。

こうした体のさまざまなパーツは、子宮のなかで、おおよそ頭部から尾部に向かって、その形成が進みます。牡羊座の頭から、魚座の足に至る臓器は、時間の流れのなかで順にできていくことを考えると、星座に示されている月や季節の時間の流れとの対応関係は、あながち突拍子もないことではないと思いたくなります。

生物は「生きるために食べている」のですが、「食べるために生きている」姿勢を基本にできあがっています（伊藤裕著『腸！ いい話――病気にならない腸の鍛え方』朝日新書）。食べるための腸は、生物にとってもっとも重要な臓器です。腸の働きがうまくいくように、進化の歴史において、腸に遅れて脳が作られた事実から考えても、その重要性がわかります。

この腸（小腸）を割り当てられているのが、乙女座《おとめ》です。獅子座《しし》は心臓、双子座は肺、蟹座《かに》は胃を割り当てられています。がんは英語では「cancer」ですが、これは蟹、蟹座を意味します。胃がんが、がん全体のなかで大変多いこととと無関係ではないような気がします。

占星学の書籍には、乙女座の人は自分の体に強い関心があり、常に健康を願う人が多く、運動に興味を示す、などと書かれています。しかし、すこし神経質になりすぎて、刺激性腸炎になりやすいなどと言われており、心にゆとりを持つことがすすめられます。

天秤座《てんびん》は、腎臓と肝臓が割り当てられていますが、夜ふかしや食べすぎをしがちで、運動不足にもなりやすい、つまりメタボになりやすいとされます（あくまで星座占いから見てですが）。

牡羊座の人は頭痛、偏頭痛《へんずつう》など頭の病気に気をつけるべし、とされています。学年は４月から始まりますから、４月生まれの牡羊座の人は同世代で最年長となり、背も高いことが多く、列の最後尾《さいこうび》になったり、他人の模範にされたりすることが多いようです。

そのせいかわかりませんが、牡羊座の人は優等生タイプが多く、一等賞を目指すことも多い印象を受けます。そのために、ストレスが多くなり、血圧が高くなりがちです。脳卒中が起こりやすいのではないか、と私は勝手に解釈しています。やや古い表現ですが、「2位ではだめなんですか」と言ってあげたいです。「星座占いは非科学的だ」と一方的に切り捨てるのではなく、自分の星座に割り当てられた臓器を意識して大切にしてみてはいかがでしょうか。ちなみに、私は蠍《さそり》座で、がんが起こりやすい前立腺と大腸が割り当てられています。

隔世《かくせい》で伝わる遺伝子記憶

エピゲノムが認識されるきっかけとなったのが、世代を経《へ》ても、遺伝子以外の方式で、ある形質が受け継がれていく、つまり〝遺伝する〟事実でした。

遺伝子がずっと同じであっても、ご先祖さまに起こった事件、つまりその人が生きていた環境が、その家系の子孫に特徴的な形質を受け継がせていることが観察され、この遺伝子に拠《よ》らない、〝遺伝子以外の何か〟として、エピゲノムという言葉が生まれたのです。

胎児が、母親の体の影響を受けるということは、確かに世代は経ていますが、これは母親と胎児が一心同体として同じ環境をシェアした結果です。これに対して、〝世代を超える〟とは、父親の精子・母親の卵細胞のなかの遺伝子の状態（使われ方）に起こった変化が、子やそれ以降の世代に受け継がれていくことです。

前者が「inter-generational inheritance（世代間遺伝）」、後者が「trans-generational inheritance（超世代遺伝）」と区別され、後者においてエピゲノムが重要な役割を演じています。

人間も含めて生物全般にとって、最大のストレスは食べるものがないことです。前述のように、私たちは「食べるために生きている」という姿勢を基本にしています。ですから、「栄養不足」というストレスは〝遺伝子の使われ方〟に深刻な影響をおよぼします。

そして、エピゲノム変化は、肝臓・膵臓・腸・脂肪組織などの働き、すなわち、栄養やエネルギーの代謝にかかわる遺伝子と、ストレスを感じ取る脳の機能に関係する遺伝子に、よく起こります。

２００１年、スウェーデンの公衆衛生・栄養学者カーティ・グンナーらは、聖職者による記録や穀物の収穫量、食物の値段などをもとに、１９０５年生まれの集団について、3代にわたる疫学《えきがく》調査を行なった結果、父方の祖父の栄養状態が孫の寿命に影響するという驚きの事実を発表しました（Bygren LO et al. Acta Biotheoretica 49:53-59, 2001, Kaati G et al. European Journal of Human Genetics 10:682-688, 2002）。

カーティたちは、胎児が子宮にいる時に感じた飢餓に対するストレスが、生後の健康に影響を与えるという前述のベーカーらの考えをさらに進めて、幼少時期の栄養状態が、体内で育ちつつある生殖細胞（卵細胞や精子）の遺伝子に影響を与え、その生殖細胞から作られた次の世代の子どもたちの健康に影響が出るのではないか、そしてエネルギーがたくさん必要な、成長速度がピークを迎える思春期前期に栄養が不足すると、その次の世代の心血管病による死亡率が高くなるのではないか、と考えました。

ところが、想定外にも、思春期前の成長速度ピーク時の栄養不足は重要でなく、その前の低成長速度の時期（男性9～12歳、女性8～12歳）の過栄養のほうが重要であることが明らかになりました。

父方だけに伝わる謎

その後、カーティたちは、１８９０年・１９２０年生まれの集団を加え、詳しい解析の結果、父方の祖父が低成長速度期に過食した経歴があると、孫（男）の心血管病および糖尿病での死亡率が高くなることが明らかになりました。孫（女）には、この影響は認められませんでした。また、同じことは、父方の祖母と孫（女）の間にも認められ、こちらも、孫（男）にはその影響は表われませんでした（Kaati G et al. European Journal of Human Genetics 15:784-790, 2007)。

この調査では、実際にどれほど個々人の祖父・祖母が過食をしていたかはわかりません。ただ、その時に飢饉ではなく、食べものがたくさんあったという事実だけです。裕福な家庭ではたくさん食べられたかもしれませんが、貧困な家庭ではあまり食べられなかったかもしれません。また、兄弟がたくさんいれば、なかなか食べものにありつけなかったかもしれません。

しかし、三つの異なった集団で同じ傾向が見られましたし、家庭の裕福度（土地を所有しているか否《いな》か）や兄弟の数についてもわかる範囲で検討し、それらの因子を差し引いても、この関係は保たれていました。

なぜ子どもには影響が出ず、孫になってはじめて影響が出たか。その理由はわかっていません。しかし、重要なことは過食した祖父・祖母が「父方」だったことです。父方の場合、祖先の影響は、最終的には父親の精子のなかの遺伝子からしか伝えられません（母方であれば、母親の子宮環境の影響も考えないといけなくなります）。ですから、祖父・祖母の過食の影響は、父親の精子の「遺伝子の使われ方」の変化として刻印《こくいん》されていたことになります。

このことは、超世代遺伝のメカニズムにおいてエピゲノム変化、つまり「遺伝子の使われ方」が重要であることを示しています。

人は父母から受け継いだ対《つい》の遺伝子を持っており、それらは23対・46本の染色体の上にそれぞれ載《の》っているとお話ししました。男女を決めるのは「性《せい》染色体」と呼ばれる染色体です。これには、X染色体とY染色体の2種類があり、女性はXXの組み合わせ、男性はXYの組み合わせです。

ですから、男性だけがY染色体を持っており、男の子はこれを父親から引き継ぎます。孫（男）は、父方の祖父のY染色体をバトンリレーされています。父方の祖父の影響が、孫（男）にだけ見られたということは、祖父のY染色体に起きたエピゲノム変化が、孫（男）に起こった変化になんらかの形で関係していることを示します。

自分の子どもに何を食べさせるかという「食育《しょくいく》」の問題が注目を集めていますが、それは子どもの成長にとって大切なだけではなく、その子の孫、つまり自分のひ孫の寿命にも影響するかもしれないのです。

臓器の悪い記憶・塩分メモリー

ここまで、それぞれの臓器がエピゲノム変化を通じて、生活のなかで起こった出来事を「記憶」に留《とど》めて、その後の臓器の働き方に反映させていることを述べてきました。私は、これを「臓器の記憶」と呼んでいます（Itoh H et al. Hypertens Res 41:771-779, 2018、伊藤裕著『臓器の時間——進み方が寿命を決める』祥伝社新書）。

高血圧は現在、日本人の死因において、喫煙に次ぐ大きなリスクとなっています。高血圧は、塩分の摂《と》りすぎが最大の原因です。最近は肥満の人が増え、肥満による高血圧が深刻となっています。肥満の人は、健康な方と同じ塩分を摂っても、健康な方に比べ血圧がより上昇します。

腎臓内分泌代謝内科の高血圧遺伝子制御研究チームでは２０１４年、動物実験で、きわめて興味深い事例を抽出することに成功しました。

遺伝的に高血圧になり、脳卒中で死んでいく高血圧自然発症ラットに、血圧が上がっていく時期（人間なら学童期から成人まで）に高塩分食を与えると、普通食を与えたラットよりさらに血圧が高くなりましたが、その後に普通食に戻しても、この増悪《ぞうあく》した高血圧状態が続いたのです（Oguchi H et al. Hypertension 64:784-791, 2014）。

これは、若い時に多くの塩分を摂って血圧が上がると、たくさん塩分を摂ったという悪い「記憶」が体に残り、高血圧になりやすい体質になる、ということを示しています。この現象を、私たちは「塩分メモリー」と名づけました。

また、もともと腎臓が悪いために多くの塩分を摂ると高血圧になる食塩感受性ラットに、同様の実験を行なったところ、普通食に戻しても血圧は上昇したままでした。このように、２種類の高血圧ラットで「塩分メモリー」を作ることができました。

さらに、この「塩分メモリー」がどの臓器に格納されているかを探りました。

「塩分メモリー」を持ったラットの腎臓を、普通食を与えた正常ラットに移植すると、移植手術を受けたラットの血圧が上昇し、高血圧になりました。逆に「塩分メモリー」を持ったラットに、正常ラットの腎臓を移植すると、血圧は正常化しました。

そして、「塩分メモリー」を持った腎臓を調べてみると、腎臓のなかの血管や、代謝がさかんな「尿細管《にょうさいかん》」と呼ばれる部位にエピゲノム変化が生じていました。

つまり、「塩分メモリー」は腎臓というたったひとつの臓器のなかにあったのです。塩分メモリーは、「腎臓の記憶」だったわけです。このように、脳以外の臓器も「過去」の出来事を覚えていて、その「臓器の記憶」が「未来」を決めてしまうことがあるのです。


他人の記憶が残った臓器を移植されて……

医師である私の興味と好奇心を掻《か》き立てたのが、フランスの女優シャルロット・ヴァランドレイの自伝『見知らぬ心臓』（鳥取絹子訳、マガジンハウス）です。

彼女は16歳の時に初主演した映画で、ベルリン国際映画祭の女優賞を受賞。その翌年、ＨＩＶに感染していることを知ります。彼女は治療のための薬剤の副作用から、心臓移植手術を受けることになるのですが、移植手術の2年後から、自動車を猛スピードで運転して事故を起こして死ぬという悪夢に苛《さいな》まれるようになります。

やがて彼女は、自分が移植手術を受けた病院で、同じ日に自動車事故で脳死状態となった若い女性の臓器摘出手術が行なわれた事実を知ります。そして偶然か必然か、心臓提供した女性の夫と親しい関係になり、嗜好《しこう》が彼女に似てきていることが判明するのです。

交通事故を起こしたドナーの心臓がその記憶を留《とど》め、移植者に蘇《よみがえ》ってきたという、まるで小説のようなストーリーは、にわかには信じられません。

しかし、移植手術後の2年という期間に、私は着目します。心筋梗塞になると、激烈な胸部の痛みに襲われます。心臓移植を受けた患者さんには心筋梗塞がよく起こるのですが、その場合、痛みを感じるケースは3％ほどです。これは手術の際、血管はていねいにつなぎ合わされても、心臓の痛みを伝える神経が切断されたままにされるからです。

彼女も心筋梗塞を起こしていますが、その時、激烈な痛みを感じています。このことは、切断された神経が再生して、移植心臓にたどり着いたことを表わしています。そして、この時期から悪夢を見るようになっています。

これは、あくまで私の想像にすぎませんが、移植された心臓は、自分の記憶を伝えるために、神経を手繰《たぐ》り寄せたのではないか。そして、心臓と神経がつながることで、脳が移植された臓器の記憶を感じ取ったのです。

この事例は、私の提唱する「臓器の記憶」にぴたりと当てはまります。

最近の研究では、高カロリー食品を食べると、肝臓や脂肪細胞は神経を介してそのことを脳に伝え、脳は神経を通じて膵臓へ伝えて、血糖を下げるホルモンやインスリンの分泌を促《うなが》すことが明らかになっています。臓器と臓器が神経を通じてコミュニケーションしているわけです。臓器が自分の記憶を他の臓器に伝えることは十分にあり得るのです。

臓器の良い記憶・断食メモリー

臓器は体にとって悪い記憶ばかりではなく、良い記憶を持つこともできます。たとえば間歇的《かんけつてき》絶食、いわゆる断食《だんじき》は、体に良い記憶を残します。

昨今、ダイエットのための糖質制限や低糖質食が注目されていますが、その是非が問われ、長期的には体に悪いのではないかとの批判も出ています。しかし、私は、少なくとも肥満の方にとっては大変有効な減量方法だと思います。

肥満とは脂肪が溜まることだから脂肪分を摂ることがいけないと考えがちですが、実は、肥満の原因としては、脂肪の摂りすぎよりも糖分の摂りすぎのほうが重大です。

人間の体は、生命活動以外の余分な糖分を、糖分（「グリコーゲン」と言います。後述）として貯蔵するには限界があります。余分な糖分は、高カロリー物質として、細胞のなかにコンパクトに貯蔵できる脂肪（中性脂肪）にすべて変えられて溜め込まれます。ですから、食べ続けることが容易、かつ吸収がいい糖分を多量に摂取すると、どんどん太ってしまいます。この糖分を制限する糖質制限は、減量にはきわめて有効なのです。

いっぽう、断食は、カロリー制限や糖質制限とはまったく異なったしくみで減量を実現します。

断食してエネルギー不足になると、まずグリコーゲンが分解されます。グリコーゲンとは、動物のほとんどの細胞に存在する、糖がたくさんつながった物質のことで、特に肝臓、筋肉に多く含まれます。このグリコーゲンが尽きると、脂肪が分解され、脂肪酸《しぼうさん》になります。この脂肪酸が筋肉や腎臓に取り込まれるとアセチルCoAという物質になり、エネルギー物質・ＡＴＰを作ります。脂肪は同じ量の糖に比べて、３・３倍も多くのＡＴＰを作ることができますが、脂肪を完全に燃やすにはたくさんの酸素が必要で、「活性酸素」という毒も生まれます。また、脳は脂肪からエネルギーを作ることができません。

そこで、肝臓では、脂肪が分解される時にできるアセチルCoAと、もうひとつ炭素が多いアセトアセチルCoAから、「ケトン体（アセト酢酸《さくさん》とβ-ヒドロキシ酪酸《らくさん》）」と呼ばれる物質を作ります。脳はケトン体ならば利用することができますし、肝臓と赤血球以外では、あまり酸素を使わず、そこそこATPを作り出すことができます。つまり、ケトン体は〝お得な〟エネルギー源なのです。

私たちは飢餓状態になると、このケトン体を使ってエネルギーを得ます。こうして、溜め込まれた脂肪はどんどん消費され、体重は減少していきます。これが「ケトン体ダイエット」の原理です。

それだけでなく、ケトン体はエピゲノムを変化させる力があることが最近、明らかになりました。

腎臓内分泌代謝内科では、マウスに3日間絶食させ、その後4日間は自由に食べさせる実験を4回繰り返しました。すると、マウスは絶食時には体重は減りますが、その後たくさん食べるので、その体重は、自由に食べさせていたマウスと差がありませんでした。しかし、その後に高脂肪食を与えると、自由に食べさせていたマウスはどんどん太っていったのに対し、断食を経験したマウスはそれほど太りませんでした（図表14）。

つまり、断食により「太りにくい」体質が生まれたのです。私たちは、この記憶を

図表14 マウスの「断食」記憶

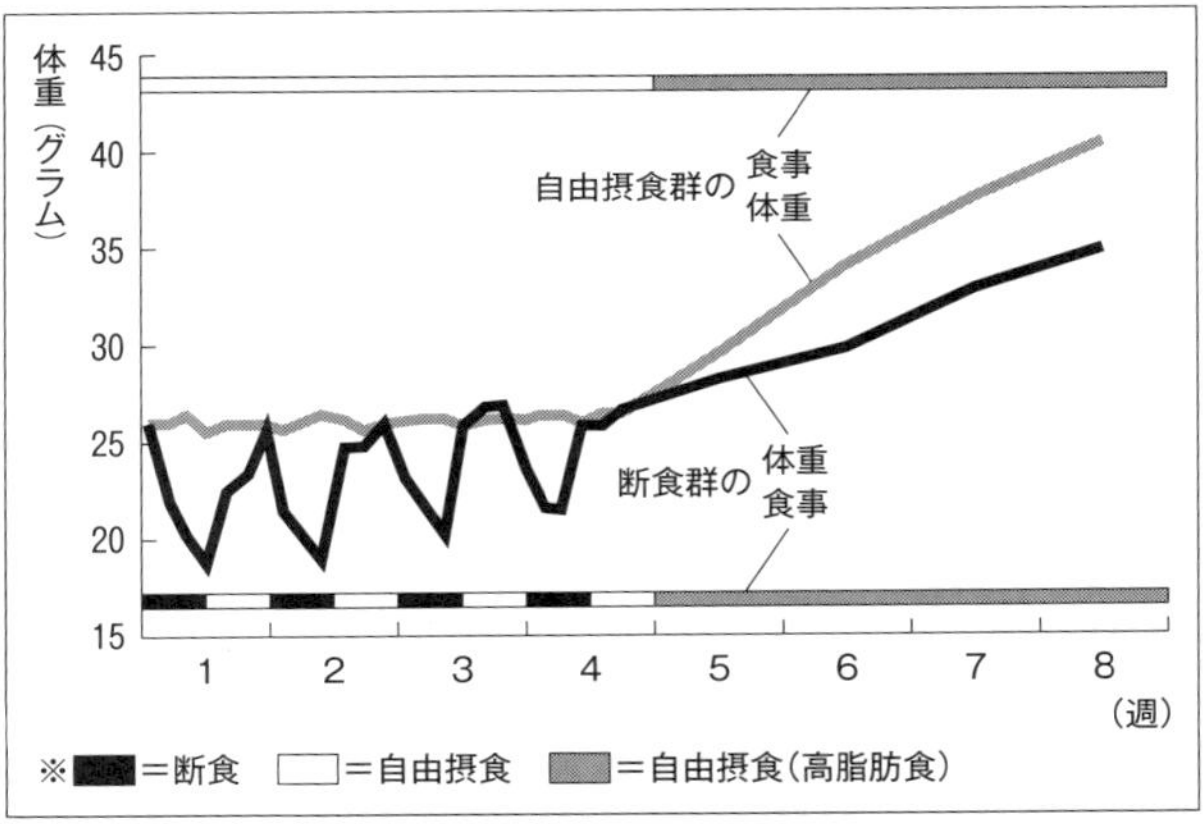

（慶應義塾大学医学部腎臓内分泌代謝内科学教室）

「絶食メモリー」と名づけました。

さらに、断食によって、骨格筋などで脂肪を効率良く燃焼させる遺伝子が、エピゲノム変化を受けて、「使われるようになった」こともわかりました。この変化は、絶食の間にだけ上昇するケトン体によって起こり、単なる糖質制限では起こりません。「ケトン体ダイエット」の特別な効用です。

「若気《わかげ》の至り」と「転《ころ》ばぬ先の杖《つえ》」

次に紹介するのが、若い時に〝しでかした無茶〟がのちのちまで響《ひび》いた典型例です。

患者さんは50歳の男性、不動産業を営まれており、美食家かつ大食漢《たいしょくかん》でした。30歳の時は身長171㎝に対して体重90kg（現在65kg）、言うまでもなく肥満です。33歳の時に血糖が高いことがわかり、その後、糖尿病の合併症である神経障害として下肢《かし》のしびれが出てきました。通常、神経障害は糖尿病の罹患後5年以上たたないと起こりません。しかし、彼は糖尿病であることも、その合併症の出現も無視して放置していました。

40歳になると、突然の視力低下を来《きた》し、「糖尿病性網膜症《もうまくしょう》」と診断されました。さすがに事《こと》の重大さに気がつき、気持ちを入れ替えて食事療法を徹底して、血糖コントロールは良好となりました。その後ずっと、血糖は健康人とあまり変わらない数値をキープしますが、46歳ぐらいから腎臓の機能がどんどん悪くなり、49歳でついに透析《とうせき》治療（人工透析）を受けることになりました。

糖尿病発症後の十数年間にわたる不摂生が体に記憶として残り、そのあと、いくら血糖を改善しても、体に残った悪い記憶は消えなかったわけです。このように、「若気の至り」の影響は残ります。しかし、いったん作られた悪い「臓器の記憶」は消す

ＬＤＬコレステロールは減量しても、運動しても、脂っこいものを控えても、その値はほとんど変わりません。いっぽう、同じ脂分（脂質）でも、中性脂肪や「善玉《ぜんだま》コレステロール」であるＨＤＬコレステロールの値は、減量でとても良くなります。悪玉コレステロールが高くなることには、遺伝の影響がきわめて強いのです。

スタチンは、東京農工大学の遠藤章《えんどうあきら》特別栄誉教授によって、１９７３年に発見された薬剤です。全世界で毎日約４０００万人に投与され、ペニシリンと並ぶ「奇跡の薬」とされます。

このスタチンによる心血管病の予防効果の大きさに関して、約５万人について遺伝子の観点から検討がなされました。具体的には、心臓の冠動脈が詰まって起こる狭心症や心筋梗塞にかかわる27個の遺伝子（ＳＮＰ）について、病気になりやすさをスコア化して低リスク、中リスク、高リスク群に分けて調べたのです。

結果は予想どおり、高リスク群が低リスク群より１・72倍も発症率が高かったのですが、おもしろいことにスタチンによる病気の抑制効果は低リスク群13％、中リスク群29％、高リスク群48％でした。つまり、遺伝的に病気になりやすい人のほうが、薬剤による病気の抑制効果が高く、受ける恩恵が大きかったということになります。

高コレステロール血症《けつしょう》など、遺伝的に起こる病気で、しかも薬を飲まないとコントロールできない疾患はたくさんあります。しかし、発症しても、自分は遺伝的に不利であると嘆《なげ》くだけでなく、そのような人こそ積極的に早めに治療を開始し、臓器に良い記憶を残す努力をすることのメリットは大きく、健康長寿につながります。

第6章

遺伝子のダメージを修復する

遺伝子のスウィートメモリー

私の好きな、松田聖子《まつだせいこ》さんの歌を紹介します。

なつかしい痛みだわ
ずっと前に忘れていた
でもあなたを見たとき
時間だけ後戻りしたの
「幸福?」と聞かないで
嘘つくのは上手じゃない
友だちならいるけど
あんなには燃えあがれなくて
失った夢だけが
美しく見えるのは何故かしら
過ぎ去った優しさも今は

甘い記憶　sweet memories

（「SWEET MEMORIES」詞・松本隆、歌・松田聖子）

「記憶」とは〝生きた証《あかし》〟であり、私たちは、「生きている」実感を、記憶をたどることではじめて持つことができます。そして、良い思い出（過去）がなければ、良い未来を思い描くことができず、幸せにはなれません（伊藤裕著『幸福寿命――ホルモンと腸内細菌が導く100年人生』朝日新書）。

遺伝子のエピゲノム変化が起こることで、遺伝子の記憶が生まれます。それでは、なぜ「生きている」と、エピゲノム変化が起こるのでしょうか。

20年ほど前、私の専門の糖尿病の領域で「糖尿病の患者さんは、血糖を下げたほうが合併症を抑えることができるか」という、今では常識になっていることを、科学的に確かめる臨床試験が実施されました。

15年間のフォローアップ後、厳格な血糖コントロールをしたグループのほうが、日常診療でなされている通常の血糖コントロールをしたグループより、糖尿病の血管合併症が明らかに少ないことが証明されました。

その後、今度は、試験に参加した人たちすべてに、厳格な血糖コントロールをする治療を行ない、さらに10年間追跡調査をしました。すると、10年後も、それまでの15年間、厳格に血糖コントロールをした人たちのほうが、血管合併症は少なく、その差は縮《ちぢ》まりませんでした。

つまり、15年の間、血糖のコントロールがそれほど〝良くなかった〟記憶は、その後10年間にわたって患者さんの体に残り、血管合併症の発症に影響したのです。この現象は、「ブドウ糖メモリー」と呼ばれています。血液のなかの糖分が多かったという「スウィートメモリー」は、松田聖子さんの歌にあるように、やはり「なつかしい痛み」だったのです。

私たちは、「スウィートメモリー」が本当に作られるのか、つまり、糖分の濃度が高いことが、臓器の記憶に残るのかについて、動物実験で確認しました。

その結果、血糖が高い状況がしばらく続くと、臓器の遺伝子の〝ダメージ〟が多くなりました。そして、このことが引き金となって、好ましくないエピゲノム変化が起こり、体に「悪い記憶」が残りました。つまり、「スウィートメモリー」は、高血糖により引き起こされた遺伝子のダメージで作られることが明らかになったのです。

遺伝子のダメージ

遺伝子のダメージとエピゲノム変化の関係について、もうすこし詳しく説明します。

私たちの体を作る60兆個の細胞では、常に遺伝子が〝使われて〟います。前述のように、「遺伝子が使われる」ということは、遺伝子が自分のコピーをふたつ作ること（複製）、あるいは、自分がコードしているタンパク質を作ること（翻訳）です。そのためには、２本鎖ＤＮＡが〝ほぐれる〟必要があります。

ＤＮＡがほぐれると、ＤＮＡはダメージを受けやすくなります。ＤＮＡが傷つくのです。通常、ＤＮＡは損傷を受けると、細胞内でそれを修復するしくみが働きます。しかし、それがうまくいかない場合、異なったＤＮＡになってしまいます。このことが、さまざまな病気の発症につながります。

実は、DNAの損傷（ダメージ）は日常茶飯事《さはんじ》のように起こっています。毎日、DNAの2万〜10万カ所でなんらかの損傷ができているのです。たとえば、二重らせんを作っているDNA鎖の1本が切断されたり（1本鎖切断）、2本とも切断されたり（2本鎖切断）、ATCGの塩基が取れてしまったり（塩基の欠失）、他の分子が結合したり（塩基の修飾）、別の場所の塩基と結合したり（塩基の架橋）します。

これらのダメージは、強い紫外線、X線など電離放射線、喫煙、自動車の排気ガスなどによって引き起こされます。しかし、最大の原因は、エネルギー源ATPを産生しているミトコンドリアにおいて、「活性酸素」が生み出されて、DNAを障害することです。

ミトコンドリアは、酸素の力で糖や脂肪から、私たちが生きるために必要なエネルギー物質・ATPを作る、細胞内の器官（細胞内小器官）です。このミトコンドリアが元気良く、うまく働いていることが、臓器がいつまでも若々しく元気であることにつながります（伊藤裕著『臓器は若返る──メタボリックドミノの真実』朝日新書）。

いっぽう、ミトコンドリアの働きが悪くなると、酸素がうまく使われなくなって、活性酸素がたくさん発生し、遺伝子のダメージが多くなります。これは、私たちがミトコンドリアの力を借りて生きている以上、ある程度は避けがたいことです。ですから、私たちは誰もが老化し、やがて死を迎えるのです。

遺伝子でつながる生老病死《しょうろうびょうし》

私たちの体は、ＤＮＡダメージを修復するいくつかの手段を持っており、ＤＮＡ修復にかかわる遺伝子は１７０個以上が知られています。

ＤＮＡダメージの修復を行なう酵素に、先天的な遺伝子異常がある方がいますが、神経の変性《へんせい》が起こりやすく、運動失調や学習障害が起こります。

また、免疫力が低下して、感染症にかかりやすくなります。これは、さまざまな病原体に対する、多様な免疫グロブリン（体内に異物が侵入した時、異物に取りついて排除する働きをするタンパク質）を作る時に、ＤＮＡ修復のプロセスを利用するからです。

さらに、高い頻度でがん（大腸がん、皮膚がんなど）が発生し、「早老症《そうろうしょう》」と呼ばれる症状も見られます。白髪《しらが》、白内障《はくないしょう》、骨粗鬆症、糖尿病、動脈硬化が若いうちから現われ、外見も年老いた姿になります。そして、ほとんどが50代で、がんや動脈硬化症などで亡くなります。

このように、がん、動脈硬化、糖尿病、骨粗鬆症、認知力や免疫力低下、皮膚の劣化など、私たちが老化にともない経験する障害・病気は、すべてDNAダメージに対する修復がうまくいかないことで、引き起こされています。

仏教では、人間にとって「生老病死」は避けることのできない4種の苦悩とされます。「老」「病」「死」には、遺伝子のダメージがかかわっています。「生」とは遺伝子が「使われる」ことにほかならないわけで、そこには必ず遺伝子のダメージがともないます。ですから、「老」「病」「死」は「生」と不即不離《ふそくふり》の関係にあります。

超・長寿者には、病気や身体障害の圧縮が認められると前述しました。この「圧縮」とは、DNAのダメージがうまく修復されることで実現します。つまり、遺伝子が「うまく使われる」とは、遺伝子のダメージがうまく修復されることにほかなりません。

なぜ遺伝子は記憶するのか

「臓器の記憶」の形成には、遺伝子のエピゲノム変化がかかわっています。そこに、遺伝子のダメージが重要な役割を演じています。

　腎臓内分泌代謝内科では、糖尿病による腎臓病のしくみを研究していますが、ＫＬＦ４という遺伝子の転写を調節する因子（転写調節因子）が、転写だけでなく「腎臓の記憶」にかかわるエピゲノム変化も起こすことを明らかにしました（Hayashi K et al. J Clin Invest 124:2523-2537, 2014）。ちなみに、ＫＬＦ４は、京都大学ｉＰＳ細胞研究所の山中《やまなか》伸弥《しんや》所長・教授のノーベル生理学・医学賞受賞につながった、ｉＰＳ細胞を作る時に必要な四つの因子（いわゆる「山中因子」）のひとつです。

　さらに、私たちは、ＫＬＦ４に結合して、その作用を増強する因子として、ＫＡＴ５を見つけました（Hishikawa A et al. Cell Rep 26:1318-1332, 2019）。ＫＡＴ５は、ＤＮＡダメージが起きた時に、そのダメージを修復する因子です。

　ＤＮＡダメージが起こると、私たちの体はそれを修復しようとします。その時に動員されるＤＮＡダメージの修復因子（ＫＡＴ５）によって、エピゲノム変化を起こす転写調節因子（KLF4）が活性化されることがわかったのです。

つまり、エピゲノム変化は、DNAダメージが起きた時、その修復にともなって起こるわけです。

私たちが生きているかぎり、遺伝子は使われます。その過程で、どうしても遺伝子のダメージは起こりますから、それを修復せざるを得ません。その時にエピゲノム変化、つまり「記憶」は、良い思い出であっても悪い思い出であっても、否応《いやおう》なしに作られるのです。

遺伝子のダメージを回復させるには

では、遺伝子のダメージにともなうエピゲノムの変化を、私たちは努力によって変えることができるのでしょうか。

その答えはイエスです。実は、エピゲノムの状態は私たちの食事、つまり栄養状態によって大きく変わります。

たとえば、DNAダメージを修復する酵素の遺伝子を破壊したマウスには、老化で見られるさまざまな症状――血管の機能が悪くなり、骨粗鬆症になり、免疫力も低下――が認められます。そして寿命は短縮します。この老化マウスに、カロリー制限を行なうと、寿命が延びることが観察されました。これは、「栄養状態」がDNAダメージの修復に影響して、老化の進み方や寿命を変えることができることを示していま す。

下等動物からサルに至るまで、食べる量を7～8割に減らすと寿命が延びることが知られています。この作用には、前述した長寿遺伝子・サーチュインがかかわっています。サーチュインは、栄養状態で変化する「NAD（ニコチンアミドアデニンジヌクレオチド）」と呼ばれるビタミンの仲間によって活性化されます。そして、エピゲノム制御によって、ミトコンドリアを元気にします。

2016年、腎臓内分泌代謝内科では、世界に先駆けて、NADになる前段階の物質・NMN（ニコチンアミドモノヌクレオチド）を人に投与する臨床試験を開始。現在、その効果を検討中です。

サーチュインが活性化されれば、ミトコンドリアが元気になり、活性酸素の排出が少なくなり、DNAダメージは小さくなります。そうすれば、老化を遅らせることができるはずです。

エピゲノム変化は、DNAにメチル基が、あるいはヒストンにメチル基やアセチル基が結合したり、離れたりすることで起こります。アセチル基は、糖や脂肪から作られるアセチルCoAから供給されます。メチル基は、アミノ酸の一種であるSアデノシルメチオニン（SAM）から供給されます。さらに、ビタミンであるNADや、その仲間のFAD（フラビンアデニンジヌクレオチド）は、サーチュインなどのエピゲノム変化を起こす酵素が働くうえで必要です。

このように、栄養にかかわるさまざまな物質（代謝産物）が、エピゲノム変化に重要な役割をはたしています。ですから、栄養・代謝の状態は、エピゲノム変化に大きな影響を持つのです。

生活習慣病は、栄養状態の変化から起こります。栄養をうまくコントロールすれば、その時の健康状態を良くするだけでなく、エピゲノム変化を改善して、うまく遺伝子が使われるようになり、ずっと健康でいられる体質が生まれるのです。

がんが起こらない不老動物・ハダカデバネズミ

現在、老化をコントロールするための新しい考え方として、不要なものを捨てる、いわゆる「断捨離《だんしゃり》」が注目されています。

老化の過程ではミトコンドリアの機能が低下し、活性酸素が作られて、遺伝子のダメージが起こります。また、栄養状態が悪くなると、アセチルCoAなどの代謝産物に変化が起こり、エピゲノム変化、すなわち遺伝子の使われ方に異常が起こります。すると、細胞はがん細胞に変わってしまいます。さらに周りの細胞にも悪影響を与え、臓器の老化を進めます。

この老化細胞をうまく〝取り除く〟ことができれば、老化を遅らせられることが、わかってきたのです。まさに、要《い》らないものはさっさと捨てる「断捨離」精神です。すでに、遺伝子のダメージが起こった〝厄介者《やっかいもの》〟の細胞を除去することで、若返りをはかる臨床試験が開始されています。

ハダカデバネズミは体長約10㎝、体重約30ｇ。体の表面には、接触に対して感度の高い細かい体毛しか生えていない特徴的な姿をしています（157ページの写真2）。また、哺乳類《ほにゅうるい》では珍しく、真《しん》社会性の集団を作ります。群れのなかでひとつのペアだけが繁殖を行ない、他は、体が小さいものは棲《す》み処《か》の穴掘りや食料の調達を、大型のものは巣の防衛を担当します。

このネズミに今、世界の老化研究者の熱い視線が集まっています。理由は、きわめて寿命が長いからです。普通のネズミの寿命は3年ぐらいですが、ハダカデバネズミはその10倍、30年も生きます。人間で言えば、1000歳まで生きていることになります。

さらに、ハダカデバネズミは、がんになりません。まだ、その理由はわかっていませんが、タンパク質がとても丈夫で、壊れにくいことに原因があるのではないかと推測されています。がんの原因となる活性酸素は、他のネズミと同じように作られていますが、その被害がおよびにくいようです。がん細胞の発生を抑える「がん抑制遺伝子」の働きが長く維持され、がんになりにくくなっているのです。

また、老化細胞の「取り除き」機構がとても安定して働いていることも知られています。つまり、「断捨離」の達人ゆえ、長寿なのです。

写真2 ハダカデバネズミ

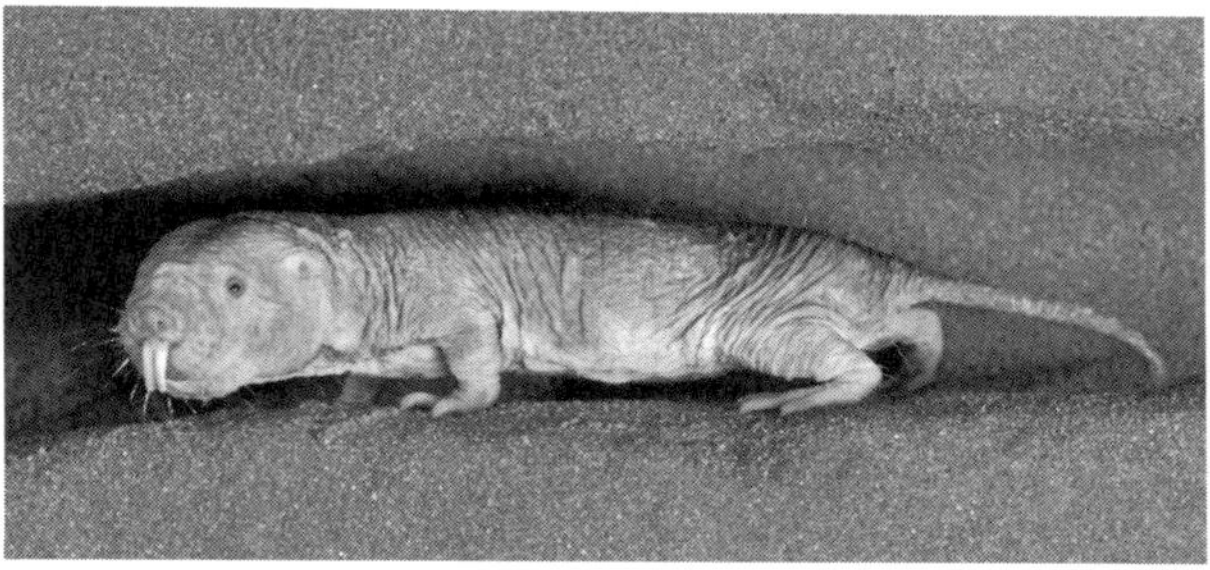

(©Mint Images/Masterfile/amanaimages)

スポ根アニメと遺伝子の使われ方

私たちは遺伝子の構造が変わらなくても、その使われ方を変えることで、生活の質(健康寿命)と長さ(生命寿命)を大きく変えることができます。それでは、その逆は可能でしょうか。つまり、遺伝子の使われ方を変えると、遺伝子そのものが変わることはあるのでしょうか。

この論争は、実は古くからありました。有名な、キリンの首はなぜ長くなったのか、という疑問です。その答えとして、キリンはもともと首が長くなかったが、高い木の葉を食べるために一生懸命に努力したので、首が長くなっていった。すなわち、首が長くなるように遺伝子が変わった、という説が生まれました。

これは、18世紀のフランス・ルイ王朝の有名な博物学者ジャン・バティスト・ド・ラマルクが唱えた「用不用説《ようふよう》」です。ラマルクは、動物が生活のなかでよく使う臓器は、次第に発達する。逆に、はじめから存在する臓器でも、使われなければ次第に衰《おとろ》え、機能を失うことが観察される。このようにして身につけた形質は子孫に伝わる、と考えました。

しかし、首を伸ばすことは簡単なことではありません。仮に、首を伸ばす遺伝子があったとして、その遺伝子に変化があるだけでは、キリンは長い首を持つことはできません。なぜなら、頭まで血液を運ぶには、強い心臓と血管を作り、血圧を高くすることも必要だからです。実際、キリンの血圧は260／160㎜Hgで、哺乳類でもっとも高いです。

これに対し、19世紀のアメリカの心理学者ジェームズ・マーク・ボールドウィンは、「ボールドウィン効果」を唱えました。これは、動物が学習したことはやがて、その動物特有の本能となっていくという説です。

これらの考え方は、「がんばれば必ず報われる」という、一昔前のスポーツ根性アニメのノリに近いものです。この考えの顚末《てんまつ》が、最近のスポーツ界を賑《にぎ》わせているパワハラ問題でしょう。

日本にこの考えが根強い理由は、この方法により、1964年の東京オリンピックで金メダルを史上最多の16個を獲得したからです（2004年のアテネオリンピックでも同数）。しかし、その後、競技種目が増えたにもかかわらず、この記録は破られていません。このことからも、根性だけでは今時《いまどき》、成果は出ないことは明らかです。

その後、遺伝子の構造とその変化のパターンが解明されて、これらの「努力は報われる説」は捨て去られました。

しかし、最近の遺伝子解析技術とAIの目覚《めざ》ましい進歩によって、ラマルクが唱えた、個人が後天的にがんばって獲得した形質（獲得形質）は、やはり子々孫々遺伝するという主張が、「新ラマルク説（ネオ・ラマルキズム）」として、リバイバルしています。

ピンチをチャンスに変える

前述のように、「突然変異」は常に起こっており、それを修復する過程でエピゲノム変化が起きて「記憶」が生まれます。この突然変異が、私たちにとって近しい存在であることは、私たちの2人に1人はがんになり、3人に1人はがんで亡くなる事実からもわかります。

2018年のノーベル生理学・医学賞に輝いた、京都大学の本庶佑《ほんじよたすく》名誉教授の、がん細胞が作る免疫細胞の攻撃を抑える分子・PD-1の発見は、第四のがん治療（従来の三大治療は手術〈外科治療〉・薬物療法〈抗がん剤治療〉・放射線治療）につながり、がん患者さんに新たな希望を与えました。それでも、超・超高齢社会の突入を間近《まぢか》に控え、がんは増え続けています。

遺伝子のエピゲノム変化は、遺伝子を作る四つの塩基のうち、シトシン（C）にメチル基がつく反応です。シトシンにメチル基が結合すると、遺伝子が使われなくなります。逆に、メチル基がついているシトシンからメチル基がはずれると、その遺伝子が使われるようになります。その結果、異常な細胞の増殖が起こり、がんが発生するのです。また、がん抑制遺伝子にメチル基がつき、その遺伝子が使われなくなっても、がんが発生します。

がんをいかに圧縮できるかは、超・長寿者になれるかにおいて大切な課題です。

実は、メチル基がついたシトシンは簡単に、別の塩基チミン（T）に変わってしまいます。つまり、メチル基がつくというエピゲノムの変化が起こると、遺伝子そのものが変わる可能性が出てくるのです。

努力していても、自分の欲することが起こるわけではないことは、人生の常《つね》です。しかし、ルーティンからはずれた新しいことをしようとすると、遺伝子のダメージが増えて、エピゲノム変化が起こりやすくなります。とはいえ、そのことは、遺伝子に悪い影響を与えるばかりではありません。元の遺伝子そのものが変化するチャンスも出てきます。それが幸いにも良い方向であれば、私たちは幸福に長生きできます。「幸運者生存」、そして「幸福者生存」となるわけです。

遺伝子のダメージというピンチは、エピゲノム変化や、それにともなう遺伝子の変化が起きることで、チャンスにつながる可能性もあります。まさに、ピンチのなかにチャンスありです。

はじめに遺伝子ありき⁉

遺伝子には、まだまだ多くの謎が潜《ひそ》んでいます。私たちの遺伝子の個人差はわずかに約0・1％です。そして、その多くは、約300万個存在する――ひとつの塩基の違いによる――SNPです。この違いが、私たちに個性を与えています。

ここまで、遺伝子そのものの違いよりも、私たちの環境・生き方・経験により作られる、遺伝子の使われ方のほうが、私たちの人生や寿命に与える影響がはるかに大きいと述べてきました。

しかし、最新の研究では、もともとの遺伝子の違いがある程度、遺伝子の使われ方を決めているという驚きの事実が発表されました（Gertz J et al. PLoS Genet 7: e1002228, 2011）。ある家系の3代にわたる6名の遺伝子を調べたところ、遺伝子の違い（SNP）が、エピゲノムの状態に反映され、遺伝子の使われ方に影響していました。つまり、遺伝子の使われ方は、その遺伝子によってあらかじめ決められているかもしれないのです。

さらに、最近のＡＩの進歩とディープラーニング（深層学習）の手法によって、遺伝子の違いが、遺伝子の使われ方にどのように影響するかを予想することもできるようになってきました。それが２０１８年、遺伝学の最高峰雑誌『ネイチャージェネティクス（Nature Genetics）』に掲載された論文「深層学習による遺伝子の変異の影響と病気の危険性に関するアブ・イニシオ予想」です（Zhou J et al. Nat Genet 50:1171-1179, 2018）。「アブ・イニシオ（ab initio）」とは、ラテン語で「はじめにありき」という意味です。「はじめに言葉ありき」は、『新約聖書』ヨハネによる福音書の第一章にある文章で、「創世は神の言葉（ロゴス）から始まった」としています。ここで言う「言葉」は神を示しており、この世界の根源として神が存在するという意味です。

私たちの人生はやはり、「はじめに遺伝子ありき」なのかもしれません。

それでは、今後、私たちは、自分の遺伝子を調べただけで、人生を歩む前にその行く末を予想できるようになるのでしょうか。

確かに、今の遺伝子検査より、はるかに予想の精度は上がるでしょう。しかし、完全予想はけっして実現しないと思います。「黙って座ればぴたりと当たる」とはならないでしょう。

それは、私たちの人生で起こる出来事・経験・出会う人を、すべてはじめから予想できないからです。そのようなことがはじめから予定されていれば、誰もその人生を今さら歩もうとはしません。まだ見ぬ世界があるから、私たちには「希望」があるのです（伊藤裕著『臓器の時間――進み方が寿命を決める』祥伝社新書）。

「自分らしさ」を求めない

昨今、この職場は自分に合わない、この会社では「自分らしさ」を発揮できない、と離職や転職を繰り返す人がいます。こうした人たちは、「自分らしさ」を求めて「自分探し」を続けるのでしょうが、探す以上、どこかに「自分らしさ」があらかじめ存在していることが前提です。

確かに、「自分らしさ」は自分の遺伝子が決めています。しかし、生まれ持った遺伝子がどれだけ使われるかで、人生はいかようにも変わると繰り返し述べてきたように、人生は、遺伝子が完全に「アブ・イニシオ（はじめにありき）」で決めているわけではありません。

私は、「はじめに自分らしさありき」ではないと思っています。私たちは、何か行動をして、そのアウトプットが出てから、それをあとづけにして「自分らしさ」が発揮されたと説明していることが多いようです。逆に、結果が出ないことを、「自分らしくない」ことをしているからだ、としていないでしょうか。これらの繰り返しのなかで、どんどん自分に自信を持つようになる人、自分を嫌になっていく人が、それぞれ〝進化〟（やはり進歩ではありません）していきます。

「自分らしさ」とは、自分が作っていくものです。「才能」という言葉には、生まれながらにして持っている力という意味が含まれ、遺伝子の匂いがします。しかし、遺伝子のある・なしで、才能のある・なしがすべて決まるわけではありません。

はじめから「才能」にあふれている人などいません。私たちにあらかじめ用意されているのは、「たまたま」他の人より、あることがすこしうまくできるぐらいの「能力」です。誰にも、得意なこと・できることがあります。この「できる」ことを繰り返すなかで、私たちの遺伝子が使われるようになっていき、やがて「記憶」となって、強く体に根づく。そして、いつしかその「記憶」は「才能」と呼ばれるまでに〝進化〟するのです。「才能」が花開くとは、まさにこれです。これは、私の考える「自分らしさ」の「中立理論」です。

良い記憶を残せる人が、希望に満ちた未来を描けるようになり、人間の限界寿命115歳まで幸せに生きられる「超・長寿」を実現できるのです。

ヤマメとサクラマスの違い

同じ遺伝子でも、その使い方で大きく人生を変えることができる実例を、私が行なった医局員の結婚披露宴でのスピーチで示しましょう。

本日は、「ヤマメとサクラマス」の話をしたいと思います。これが、その写真です(写真3)。サクラマスのほうが、はるかに大きく立派な姿をしています。2匹は見た目も、大きさも違いますが、実は同じ遺伝子を持った同じ魚で、生まれた時の姿形《すがたかたち》

写真3　ヤマメ（左）とサクラマス（右）

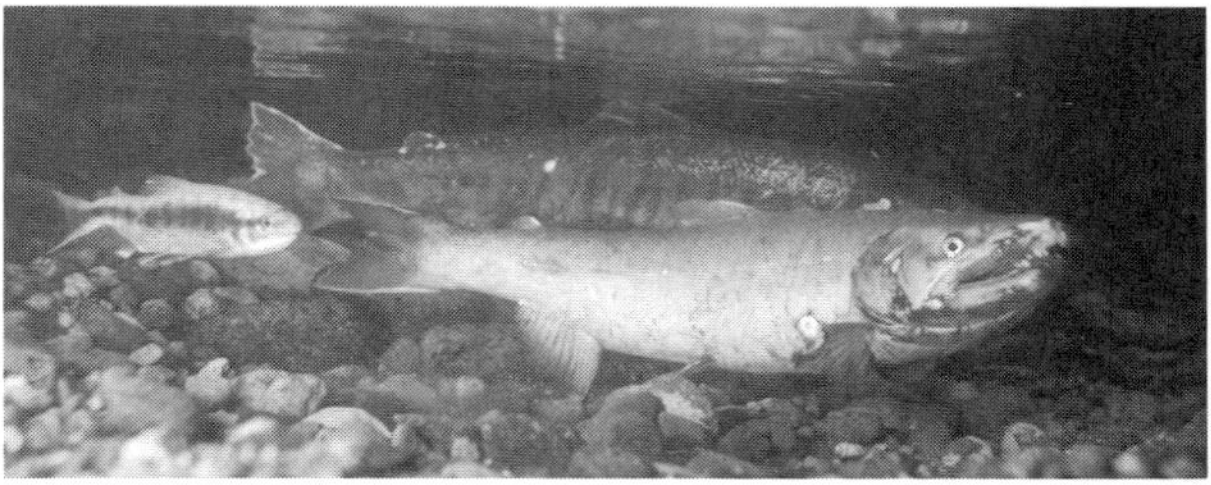

（©sakurai atsushi/nature pro./amanaimages）

はまったく同じです。それでは、どうしてこれほど違うようになったのでしょうか。

同じ生物種でも、個性というものがあります。泳ぐことが速くて力が強いものと、運動が苦手なものがいます。彼らは自分の生まれた川で、流れに逆《さか》らって体を向け、上流から流れてくるエサを捕《と》って成長します。体力的に恵まれたものは上流に陣取《じんど》り、流れてきたエサを真っ先に食べます。体力的に劣ったものは下流に押しやられ、おこぼれのエサしか食べられません。その積み重ねで、上流の魚は体が大きくなり、下流の魚はやせて、どんどんその差は大きくなります。

このように言うと、みなさんは上流の魚、すなわち体の大きなものがサクラマスになると思われるかもしれません。しかし、事実はその逆です。下流にいるひ弱な魚がサクラマスになるのです。

下流にいる体の小さな魚は、その場で競争することをやめます。ここでは負けてしまうことが目に見えていると悟《さと》り、発想を転換。一大決心をして下流に下り、見たこともない海に出て行ったのです。海は塩分も多く、流れも複雑で、さまざまな敵が待ち構《かま》えています。多くは死んでいったでしょう。しかし、そのなかに、新しい環境で、川より豊富にあるエサを食べることに成功するものが出てきます。そうした魚がサクラマスに成長し、故郷の川に錦《にしき》を飾って戻ってくるのです。

ここまで順調に成長されてきた新郎《しんろう》の○○先生ではありますが、人生は甘くはありません。新しいパワーを装塡《そうてん》して、果敢に新しい環境に向かい、ヤマメではなくサクラマスに成長されることを期待しております。

ヤマメがサクラマスに変わったのは、遺伝子がうまく使われたからです。人よりやや劣るかもしれないと思える遺伝子を自分が持っていても、その特性を逆に強みに変え、前進するチャレンジ精神が大切なのです。

第7章

「超・長寿」を実現する最先端医療

メタボリックドミノ

私たちは誕生後、成長→成熟→老化→死と一方向に否《いや》が応《おう》でも進んでいきます。それは、坂道を転げ落ちていくようなものです。ですから、限界寿命の115歳まで幸福・元気でいるためには、坂道のかなり早い位置、すなわちすこし転げ落ちた段階で、すぐに坂道を登り、元に戻る努力を続けることが必要です（伊藤裕著『幸福寿命——ホルモンと腸内細菌が導く100年人生』朝日新書）。

当然ですが、転げ落ちた落差が大きければ大きいほど、元の高さに戻るのは困難になります。転げ落ちすぎて、坂の下に来てしまうと、体力・気力が萎《な》え、元の高さに戻ることができなくなり、ずるずる坂を下がっていきます。

この、健康における人生の坂道について、私は2003年、ドミノ倒しにたとえて「メタボリックドミノ（図表16）」という考え方を示しました（伊藤裕著『臓器は若返る——メタボリックドミノの真実』朝日新書）。

肥満が原因となって起こる病気、いわゆる生活習慣病は、人生の時間が流れていくなかで、連鎖反応を起こして進んでいきます。まず、食べすぎや運動不足など生活習

図表16 メタボリックドミノ

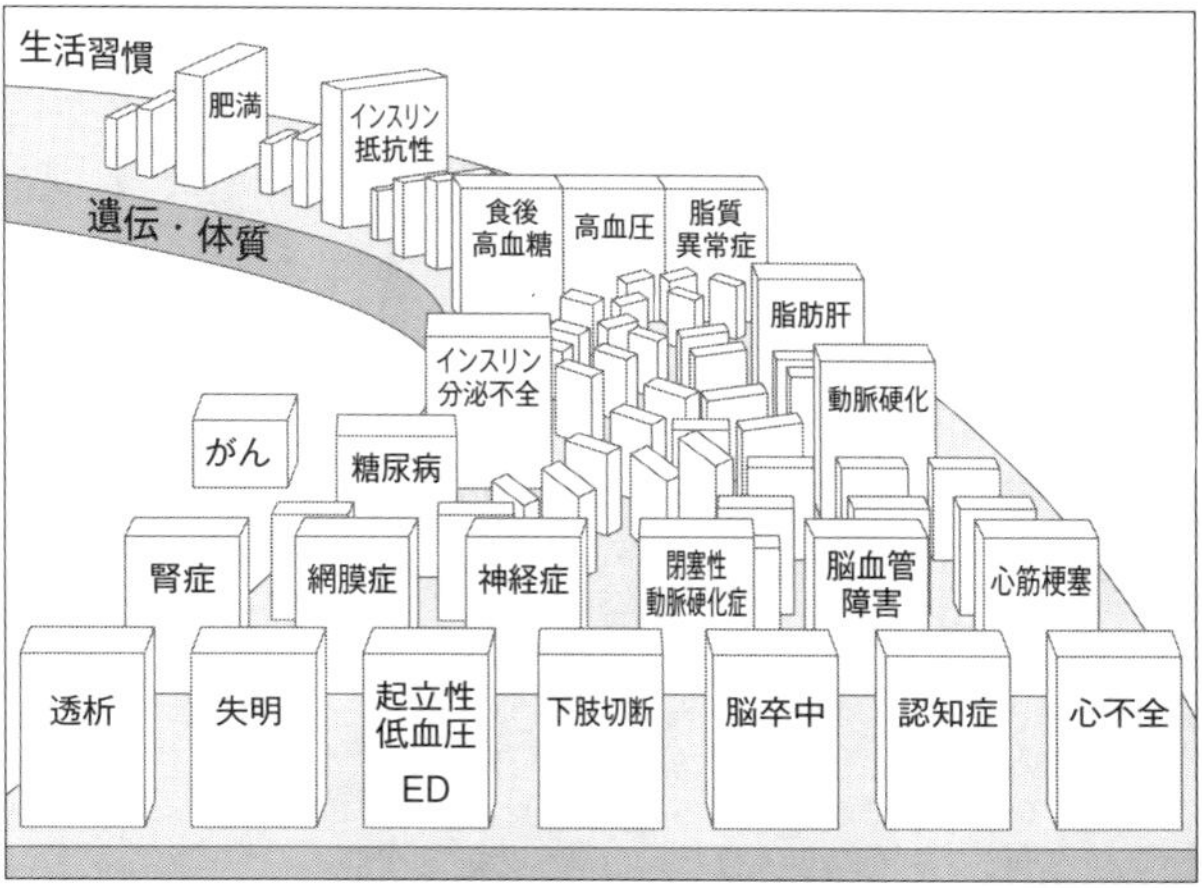

慣に偏《かたよ》りがあると、メタボリックドミノの最初のドミノが倒れます。すると体重が知らず知らずのうちに増え、腸の周囲に脂肪がどんどん溜まっていきます。この脂肪組織が「内臓脂肪」です。

内臓脂肪が増えると、血糖を下げるホルモンであるインスリンの利《き》きが悪くなり、その結果、血圧が上がり、食後の血糖が上昇。また中性脂肪が高くなったり、善玉コレステロールであるＨＤＬコレステロールが低くなる脂質異常症が起こったりします。こうした生活習慣病はほぼ同時に起こってきます。

このように、内臓脂肪の蓄積が原因と

なって、時を同じくして起こる血圧の上昇、血糖の上昇、血中脂質の異常の重なりの状態が、「メタボリックシンドローム（メタボ）」です。最近では直接、内臓脂肪量を測定する機器も開発されてきていますが、一般的には臍《へそ》の周囲を測ることで内臓脂肪量を判断しています。日本では男性85㎝、女性90㎝以上が診断基準です。この時期は初期の段階であり、糖尿病は起こっていません。

しかし、こうした生活習慣病が、たとえ軽い状態でも重なることで、動脈の血管の壁が厚くなったり硬《かた》くなったりする「動脈硬化」が静かに起こり始めます。そして、あれよあれよというちに、十分な血液が臓器に行き渡らなくなり、脳出血、脳梗塞、認知症、心筋梗塞、腎不全などが起こり、ついにはドミノが総崩《そうくず》れとなって「死」を迎えるのです。

私が、この言葉を作った時は、がんとメタボの関係はあまり注目されていませんでした。しかし、現在、糖尿病患者さんの死因はがんがもっとも多く、肝臓がん、膵臓がん、子宮がん、大腸がんなどが多いことがわかってきました。ですから、今では、前掲の図表16にがんのドミノを加えています。

世界保健機関（WHO）では、「メタボリックドミノ」の流れのなかで起こってくるさまざまな病気の総体を「非感染性疾患（NCDs＝Non communicable diseases）」――細菌やウイルスなどの病原体の感染で起こる病気でないものすべて――と呼び、もっとも警戒すべき疾患群としています。実際、全世界の人の7割がNCDsで死亡しています。

ですから、メタボリックドミノのドミノの倒れ始めをいち早く見つけて、対応し続けることが天寿を全《まっと》うする基本姿勢です。「ここまでなんとか生きてきたのだから、今のままの生き方でもまあいいや」とあきらめずに、自分の健康を常に立て直し、新しい生活活動のステージを常に探そうとする姿勢が求められるのです。

そして、誰もが超・長寿者となるために、私たちの研究も含めて現在、数々の新しい医療への挑戦がなされています。

先制医療

七世紀、唐《とう》の名医・孫思邈《そんしばく》の著書『千金方《せんきんほう》』に、「上医治未病、中医治欲病、下医治已病」という言葉があります。

「上医《じょうい》はいまだ病まざる者の病《やまい》を治し、中医《ちゅうい》は病まんとする者の病《や》を治し、下医《かい》はすでに病みたる者の病を治す」。

つまり、名医（上医）はまだ病気になっていない者を治し、普通の医者（中医）は病気になろうとしている者を治し、やぶ医者（下医）は、病気になった者を治す、と医師を上中下にランクづけして、その医療姿勢を説明しているわけです。

私たち医師はこれまで、病気が起こるのを〝待って〟いました。病気になってはじめてその人を「患者さん」と呼べるわけで、患者さんが病気になってくれないと、仕事が始まりません。しかし、これは孫思邈に言わせれば、医師としてのランクは最低、「下医」ということになります。

「下医」は患者さんが病気になり、体の具合が悪いことを自覚した段階で介入するもので、マイナスになった体をそれ以上マイナスにしない、あるいはマイナスの度合いを減らす医療です。いっぽう、「中医」は患者さんの自覚がなくても、医師がすこし悪くなった状態を敏感に見つけ、ゼロに戻すことです。病気の〝芽《め》〟を摘《つ》み取るようにして治す姿勢です。

日本の医療界でも、この「中医」の姿勢を「予防医療」として認識していました。しかし現在、最新の知識と技術を用いて、これまでの予防医療とは一線を画《かく》した、真の「中医」を養成しようという動きが出てきています。

それが、「先制医療（Preemptive medicine）」です。これは、私の恩師である井村裕夫《いむらひろお》先生（元・京都大学総長）が広められた考え方です。

２０１５年、アメリカのオバマ大統領（当時）は「精密医療（Precision medicine）」という考えを示し、その遂行を号令しました。これは①ゲノム科学、②ＩＴ・デバイス技術、③ＡＩによるビッグデータ処理を三種の神器として、個々人の状態を精密に把握して、医療介入していくものです。科学の進歩でこれら三つを手に入れることができるようになり、ようやく私たちは「平均人」ではない、「個性あるひとり」ととらえられるようになりました。そして、ひとりひとりの人生を正確に予測して、うまく操作できる医療を目指そうというわけです。

先制医療とは精密医療のひとつの分野であり、精密医療に〝時間〟の要素を入れたものです。個々人について、体の超早期の変化を鋭敏に見つけ出し、病気にならないうちに、あるいは病気が始まっていても正常に戻ることができるうちに、医療介入していく医療です。がん、アルツハイマー病、肥満、糖尿病などが有望な対象となっています。

これまでの予防医療は〝集団の医学〟でした。つまり、リスクをいくつ持っているかをスコア化し、その点数で将来病気になる「確率」を示すだけでした。この計算は、これまでの数多くの人々の統計から得られた数字をもとにしたもので、ケトレーの言う、平均人ならこうなるだろうという予測でした。

しかし、平均的な人など存在しません。私たちは、それぞれ異なる事情を持って生きており、一般的にどうなるかをわかったところで意味がありません。患者さんは「私はこれからどうなるの？」こそ、知りたいのです。それに答えられなくては、誰も医者の言うことに耳を傾《かたむ》けないでしょう。

これを実現するのが「先制医療」です。つまり、集団の予防医学ではなく、個の予防医学です（井村裕夫著『健康長寿のための医学』岩波新書）。

その実現のために、医療最前線の医師は、最新の医療技術の開発に躍起《やっき》になっています。具体的には、複数の遺伝子解析の組み合わせとパネル化、血液や尿など簡単に採取できる臨床検体で測定できるマーカー（項目）の発見、臓器の〝形〟の変化をとらえるだけでなく、その〝働き（機能）〟の変化を検出できるCT（Computed Tomography、コンピューター断層撮影）やPET《ペット》（Positron Emission Tomography、陽電子《ようでんし》放射断層撮影）イメージング機器の開発などです。

ポジティブ医療

それでは、「上医」とはなんでしょうか。

これは、これまでまったく発想されてこなかった医療姿勢です。「上医」は、孫思邈が表現する以前、紀元前2世紀に劉安《りゅうあん》が編纂した『淮南子《えなんじ》』の説山訓《せつざんくん》に「良医は常に無病の病を治す」とあり、紀元前2〜1世紀に成立した最古の医書『黄帝内経《こうていだいけい》』素問《そもん》の四気調神大論篇《しきちょうしんたいろんへん》にも「聖人は発病後ではなく、発病前に治す」と記載されています。

すぐれた医者は、「病気でない人を治す」、あるいは「病気が起こる前に治す」というわけです。『黄帝内経』には、「発病してから投薬するのは、のどが渇《かわ》いてから井戸を掘るようなものだ」という辛口のたとえまであります。

「上医」の医療は、メタボリックドミノの坂道で、なるべくゼロのままでいられるようにする、普通ならどんどん下がっていく心身の状態をそのままの状態にするものです。これは、人生をポジティブな流れに変えるものですから、「ポジティブ医療」と言うこともできます（伊藤裕著『幸福寿命――ホルモンと腸内細菌が導く100年人生』朝日新書）。

ポジティブ医療は医者任せにせず、私たちひとりひとりが自らの主治医となって行なう、新しいタイプの〝自分への医療〟です。つまり、私たち自身が「上医」になるのです。

拙書『からだに、ありがとう――1億人のための健康学講座』（伊藤裕・やくみつる著、PHPサイエンス・ワールド新書）の冒頭で、私は大胆にも「健康長寿のたったひとつの秘訣」として「畏《おそ》れ」を挙げました。

人間は本質的に楽天的です。若いうちは、がんなどの病気は自分には起こらないと思いがちです。しかし、実際には2人に1人はがんになります。これは、運動会で紅《あか》組になるか白組になるかと同じ確率です。がんになるのは〝あたりまえ〟なのです。

前述のように、DNAダメージは生きている以上必ず起こるものです。問題は「いつ起こるか」です。病気は常に起こることを覚悟する。つまり「畏れ」を持つことが大切であると思います。そこに「未病《みびょう》（健康な状態と病気の間）」があります。

紀元前4〜3世紀に活躍した中国の思想家・孟子《もうし》は、「命《めい》」という彼独自の考えを示しました。「命」とは運命や宿命の「命」ですが、私たちはこれらの言葉にどうしようもないもの、変えられないものという印象を持ちます。

しかし、孟子はそのようには考えません。「命《いのち》を知る者は、巌牆《がんしょう》の下《もと》に立たず。其《そ》の道を尽くして死する者は、正命《せいめい》なり（命を心得た人間は、崩れかかった危険な塀《へい》の下には立たないものだ。なすべきことに力を尽くしてから死んでこそ、天命を全《まっと》うしたことになる）」と述べています。

孟子は晩年、長らく仕えた斉《せい》の宣《せん》王に自分の意見を受け入れてもらえず、失意のうちに故郷に帰ります。努力しても必ずしも報われるわけではない厳しい現実を経験し、運命という人生の偶然性が存在することを熟知していました。

それでも、悲観的な運命論者になることなく、あるいは感情の赴《おもむ》くまま（彼の言う「性《せい》」）好き勝手しようと開き直ることなく、理性と感情のバランスのなかで、常に真摯《しんし》に自分の心を見つめて行動する、ポジティブな姿勢が重要であると主張しました。いわく「桎梏《しっこく》して死する者は正命に非《あら》ざるなり（手かせ足かせをはめられて死ぬのは、正しい運命ではない）」と。

私たちはいずれ死んでいきますが、それはまさに運命であり、「生命」とは生きることの命《めい》です。その間、崩れかけた塀はどこかを常に探り、その下を通ることは避けようとする姿勢こそ、ポジティブ医療です。

ウェアラブルデバイス

孟子は、どこの塀が崩れかかっているかを自分の心に聴け（「存心《そんしん》」）、と述べましたが、これからの時代は、自分の体に起きたちょっとした〝変調〟はＡＩに聴け（相談する）、となる可能性が高いでしょう。ＡＩの発達により、これまで見ることができなかった自分の体と心の「新世界」が目の前に開けてきたのです。

最先端のＡＩ技術として、ウェアラブルデバイスがあります。体に装着して身体活動を持続的に計測する端末（デバイス）が登場、医療現場に入ってきています。たとえば、リストバンドのように手首につけ、1日10万回打つ脈拍に合わせて1拍ごとの血圧を計測する機器が開発されています。

血糖値は従来、細い針で指先に穴を開け、血を絞《しぼ》り出して測定していました。しかし２０１７年、ボタンのように肌に直接、皮膚に刺さる小さな針のついた電極を張りつけ、ワイヤレスの測定装置をかざすだけで、２週間いつでも皮膚のなかの糖分濃度を測定することで、血糖値を推定できる機器が登場しました。血圧のように、簡単にいつでもどこでも〝カジュアルに〟血糖値を知ることができるようになったのです。完全な〝見える化〟です。

この機器を使うことで、空腹時の血糖値が正常でも、食後、急激に１４０㎎／dℓ以上に上がり、すぐに元に戻る人がいることがわかりました。この現象は、俗に「血糖値スパイク」と呼ばれ、注目されています（183ページの図表17）。

ちなみに、健康な人の血糖値は、何を食べても140以下になるように自動調節されています。血糖値スパイクがあっても糖尿病とは診断されませんが、心筋梗塞、脳卒中、認知症、がんのリスクが高まることが明らかになりつつあります。

このように、ウェアラブルデバイスを用いることで、個々人から、日常の生活で測定される膨大なデータが取得できます。そして測定を長年続け（理想的には生まれてから死ぬまで）、さらに大人数に実施してそのパターンを個々人の個性や事情と対応させて抽出。そのレパートリーを増やしていけば、やがて、自分の個性や事情に近しい他人の過去のデータから、自分の未来を予測することができるようになります。

つまり、私たちは、自分に似た人たちの〝生きざま〟の結果から、自分の未来を予測するようになります。ということは、第1章で述べた、自分が〝どのサブグループに属するか〟は、AIによる未来予測診断においてきわめて重要になってきます。

そして、元気なグループに属しながら、AI技術を駆使してさらに良い方向を予想し、より元気なグループに自分を導く姿勢が、これからの新しい健康長寿法になると私は予想しています。

図表17　血糖値スパイク（イメージ）

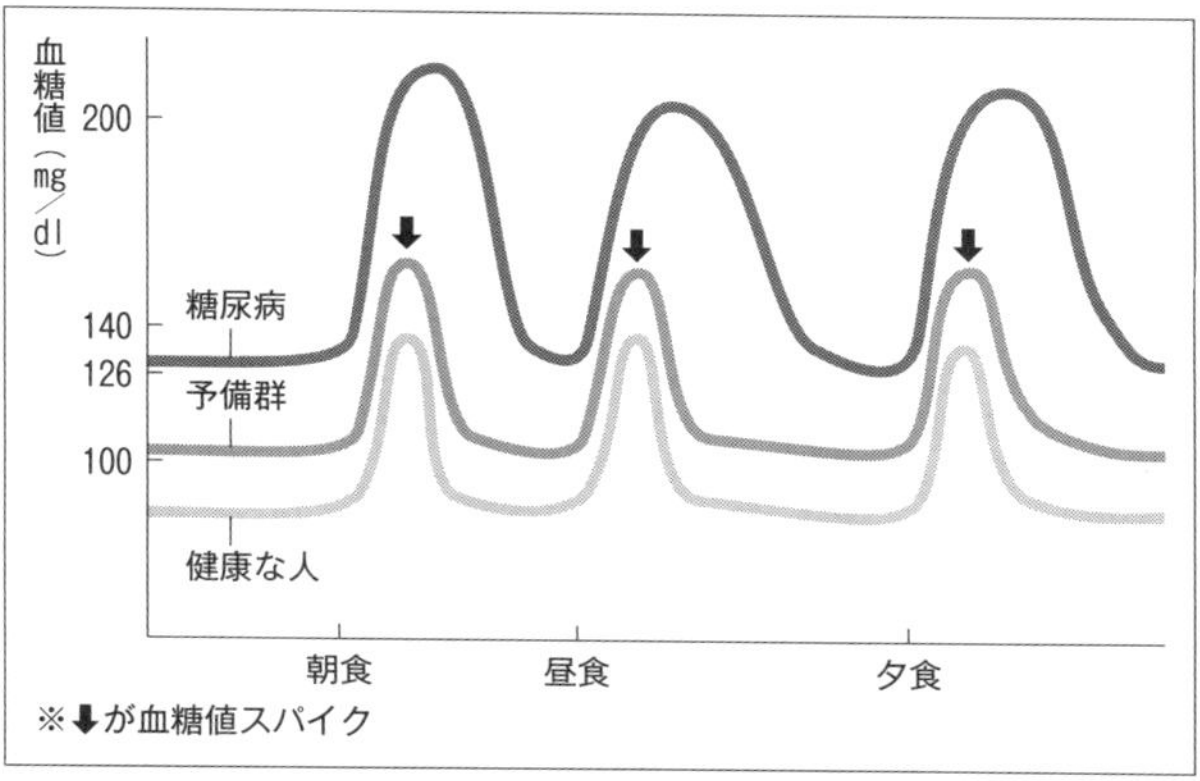

私は現在、日本高血圧学会理事長として、若い時期から血圧に関するウェアラブルデバイスを装着して、日々の血圧変動の変化のビッグデータを集積し、その方の将来の血圧上昇と臓器合併症を超早期にとらえる試みを開始しようとしています。

ある時に測定した血圧の値が高いことで「高血圧」と診断された時代から、血圧の動きがすこしおかしいことで「血圧変動異常」という病態が浮かび上がる時代に変わっていくでしょう（Itoh H et al. Hypertens Res 42: 301-305, 2019）。

アンドロイド外来

メタボリックドミノの源流である肥満症（肥満により引き起こされる数々の病気）の治療において、食事療法と運動療法は重要な柱ですが、最大の障壁は患者さんの心理的要因です。実際、肥満症の患者さんには、気分障害や摂食障害が高頻度に認められますし、気分障害のひとつである、うつ病性障害は肥満者で発症リスクが高く、逆にうつ病は肥満症のリスクを高めます。

いっぽう、さまざまな特性を持つアンドロイド（ヒト型ロボット）の開発が急速に進んでいます。大阪大学大学院の石黒浩《いしぐろひろし》教授は、タレントのマツコ・デラックスさんのアンドロイド「マツコロイド」に代表される、人間の主要なモダリティ（情報を認識する際の判断や感じ方の様式）を備えたアンドロイドを研究・開発しています。特に、人間のコミュニケーションに注目しています。

たとえば、人間が抱きかかえたり握ったりしながら対話するアンドロイド「ハグビー」を介したコミュニケーションにより、ストレスホルモンであるコルチゾールの血中濃度が低下し、ストレスを緩和できることを報告しています。また、卓上型対話ロボットや対面型対話ロボットを、自閉症診療や高齢者施設における認知症対策へ応用することも始めています。

腎臓内分泌代謝内科では2018年5月、石黒教授と共同で対面型対話ロボット「テレノイド」を肥満症の治療に用いる臨床試験を開始しました（写真4）。言うなれ

写真4 テレノイド

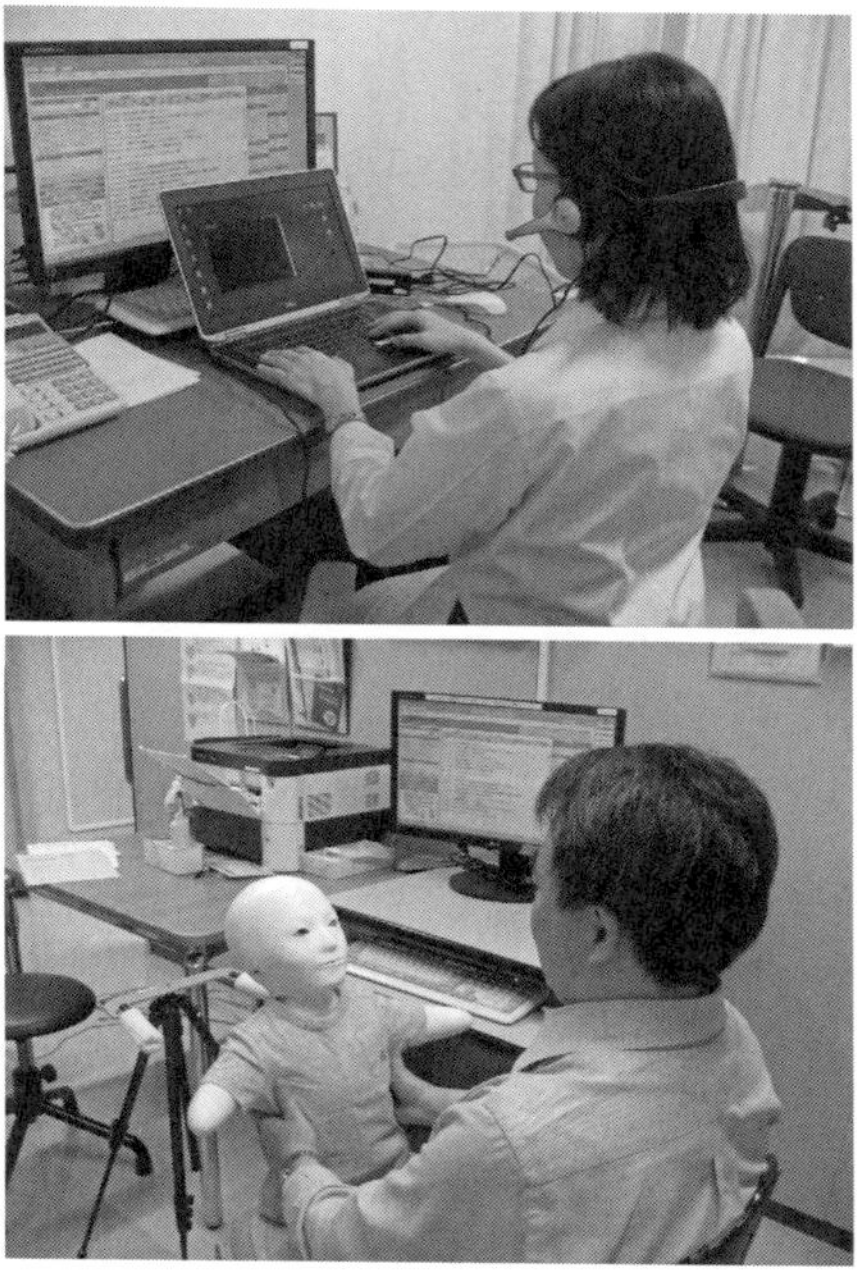

医師（上）と患者さん（下）は、対面型対話ロボット・テレノイド（下の人形）を通じてコミュニケーションを取る

ば「アンドロイド外来」です。通常の診療に加え、対面型対話ロボットと接する時間を取ることが、患者さんにどのような影響を与えるかを調べています。

このようなアンドロイドとのコミュニケーションが、ヒトの健康に影響を与える機序は不明なことばかりですが、アンドロイドを介した他者との意思のやりとりは、従来の医療者とのコミュニケーションとは異なる効果をもたらすと思われ、肥満症患者の心理要因への新しい踏み込みとなると期待しています。

今後、ＡＩやロボティクス（ロボット工学）技術が進歩し、従来の概念とはまったく異なる情報交換が展開され、新しい治療法が創出されるかもしれません。

第１章で述べた長寿社会の二極化に、ＡＩはさまざまな形で影響をおよぼすでしょう。個々人の健康の将来予測をＡＩがどこまで手助けできるのか、私たちの心身の安定のためにＡＩが何をしてくれるのか、今はまだわかりませんが、私としては期待のほうが大きいです。

ミトコンドリア健康法

していきます。

腎臓内分泌代謝内科では現在、サルコペニア（30ページ）の先制医療の開発を目指しています。

人生の健康の坂道、メタボリックドミノの流れでは、たくさんの臓器の異常、非感染性疾患（ＮＣＤｓ）が起こってきますが、これらすべては、臓器のミトコンドリアの機能異常と考えられます。ミトコンドリアの機能が衰《おとろ》えると、細胞のエネルギー源ＡＴＰが作られなくなり、また活性酸素が発生し、ＤＮＡダメージを引き起こします。

そこで私は、ミトコンドリアを元気にすることでいつまでも若々しく生きる「ミトコンドリア健康法」を提案しています（「ＮＨＫラジオ深夜便」２０１３年12月号）。

年を取ると筋肉のミトコンドリアが弱り、持久力がなくなってきます。１年に筋肉の量は１％ずつ減少しますが、これは筋肉におけるミトコンドリアの衰えの結果です。実際、85歳以上のミトコンドリアの機能は、18〜39歳の46％に減少します。

自分のふくらはぎのもっとも太いところを、自分の両手の親指と中指で輪《わ》を作って囲んでみてください。指の輪でふくらはぎを囲むことができる人は、筋肉量が低下してきている証拠ですから、要注意です。

ATPを作る燃料となる酸素は、赤血球のヘモグロビンによって全身の臓器に運ばれます。ヘモグロビンは「プロトポルフィリン」と呼ばれる物質に鉄が結合してできますが、プロトポルフィリンは、「5-アミノレブリン酸（5-ALA）」というアミノ酸から作られます。この5-ALAからは、ミトコンドリアがATPを作る際に必要なシトクロムも作られます。ですから、5-ALAはミトコンドリアにとって、とても大切なアミノ酸なのです。5-ALAは世界中で農作物の肥料として使われ、植物を元気にして収穫に大きく寄与しています。

私たちは、5-ALAをマウスに投与すると、加齢や腎臓病で弱くなった筋肉が元気になり、筋力が回復して筋肉量が増えることを明らかにしました。肥満や糖尿病に罹患したマウスでは、血糖の上昇も抑えられました。

そこで、この5-ALAを、サルコペニアのきわめて初期の段階に、薬としてではなくサプリメントとして内服することで、筋肉量を維持する先制医療を考案。現在、サプリメントを慶應義塾大学病院と製薬会社で共同開発中です。

これによって、年を取ってなんとなく疲れやすくなった、という体力全般の低下の改善が期待されます（私も服用して元気を保つようにしています）。

ゲノム編集技術

近年、「ゲノム編集」技術に大きな注目が集まっています。ゲノム編集によって、私たちの寿命は飛躍的に延びるかもしれないとまで言われています。

実際、ゲノム編集技術は、遺伝子の役割を探る基礎科学の研究を一気に進めただけでなく、遺伝子改変植物・動物を効率的に生み出すことが可能となり、私たちの食事情に大きな恩恵をもたらしました。

いっぽう、２０１９年１月、中国において、ゲノム編集技術を用いて受精卵の遺伝子に操作を加えた双子が生まれたことが発表され、大きな批判を呼びました。生まれてくる人間の遺伝子を改変することはまさに神の領域であり、許されるものではないというのが大方《おおかた》の意見です。

ゲノム編集技術について簡単に説明しましょう。万能機能を持つRNAは、自分に合ったDNAを見つけ出して、そのDNAに結合することができます。このRNAのガイドで、自分が狙《ねら》ったDNAの場所まで、遺伝子を切断する酵素（ハサミ）を誘導して、その場所を見事に切断する技術、これがゲノム編集技術です。さらに、目的とする場所の遺伝子を、自分がデザインした別の遺伝子に置き換えることもできます。今もっともノーベル賞に近い研究成果と言われています。

ゲノム編集技術の医療応用も期待され、血友病などの遺伝子病に応用されつつあります。病気を起こす遺伝子の異常が1カ所であれば、その〝悪い〟遺伝子を正常な遺伝子に正確に置き換えると、病気は治ります。とはいえ、このような、はっきりとした遺伝子病は全体の病気のなかでそれほど多いものではありません。

やはり、ゲノム編集技術の医療応用には限界があるのでしょうか。

いいえ、私は、「遺伝子の使われ方」の観点から大きな希望を持っています。今後、AI技術の発達によって、ゲノム全体の90％以上を占める意味不明のDNA（以前は「ジャンクDNA」と言われた遺伝子）の領域も次第に明らかになっていくでしょう。

そうすると、それらの遺伝子領域に、ＲＮＡの力を借りて正確にたどり着くことができるようになります。そして、単にその部分を切断するだけではなく、もっとさまざまな操作をすることで、その遺伝子の使われ方を操《あやつ》ることができるようになるのではないでしょうか。

振り返れば、私が子どもの頃に、バリウム検査に替わって、胃カメラ（内視鏡）や大腸カメラが登場し、患部に直接到達することができるようになりました。その後、内視鏡を使って患部を焼き切ったり、取り除いたり、出血している血管をクリップで止めることができたりと、さまざまな技術があっという間に発達しました。

将来、ある遺伝子の部分が〝患部〟であると正確に判断できるようになれば、おそらく、その遺伝子にさまざまな操作を加えることもできるでしょう。さらに高度な遺伝子治療がこれから開発されていくことを、私は期待しています。

第8章

「遺伝子が使われる」生活

「超・長寿」の源泉

最終章となる本章では、超・長寿者になるための「遺伝子が使われる」生活について、示したいと思います。

私たちが持っている遺伝子がうまく使われ、人生のマルチステージをフルに演出するためには、「やる気」が湧《わ》き水のように出てこなければなりません。

前述のように、遺伝子に起こるダメージが私たちの老化を作り、病気の原因となります。そのダメージを乗り越えていこうとする「やる気」がエピゲノム変化を誘導し、遺伝子の良い記憶が生まれ、私たちの遺伝子がうまく使われることにつながり、新しい人生に発展していくのです。トライすることにはリスクがともないますが、トライしないと何も起こってくれません。

限りない「やる気」の源泉は三つの脳――ハツラツ脳・ツナガル脳・ワクワク脳――にあります。

「やる気」が出るためには、まず自分がエネルギーで満ちあふれていると思える「ハツラツ」とした気分が必要です。そして、その気分をバネにして、自分の周囲のヒトとモノに興味を持てることが大切です。すなわち、自分の周りの人と「ツナガル」意欲と、物に対して「ワクワク」する気持ちを持つことが、「やる気」を生むのです。

三つの脳① ハツラツ脳

人生の健康の坂道であるメタボリックドミノにおいて、すべてのドミノ倒しは、臓器のミトコンドリアの機能異常によって起こります。ミトコンドリアの機能が悪くなると、細胞のエネルギー源ＡＴＰが少なくなり、身《み》も心も元気がなくなります。私たちは、どこかひとつの臓器の調子が悪いだけで、体全体の不調を感じるのです。

「ハツラツ脳」は、すべての臓器のミトコンドリアの働きを維持することによって実現します（187〜189ページのミトコンドリア健康法）。

「ハツラツ脳」を育《はぐく》むために特に大切にしたい臓器が、腸です。私たちはハツラツとしている時には快食快便になりますし、逆に快食快便は私たちをハツラツとさせます。

生物は栄養を摂らないと生きていけません。生物進化の過程で最初にできたのが腸であり、そのあとに腸がうまく働くために脳ができました。ですから、脳が気持ちいいと思うことは、実は腸が気持ちいいと思っている時なのです（伊藤裕著『腸！いい話――病気にならない腸の鍛え方』朝日新書）。

腸がハツラツとすると、脳は自《おの》ずとハツラツとします。ですから、「食」は「ハツラツ脳」にはとても大切です。

フランス料理のシェフ・神尾哲夫《かみおてつお》さんは、前立腺がんとその全身転移で、医師より「生きているのが信じられない」と驚かれながら、がん発見後、14年間の余命を保ちました（２０１７年5月、64歳で逝去）。

神尾さんは、病院での抗がん剤と放射線治療をやめ、独自の食事療法を実践しました（神尾哲男著『奇跡のシェフ』上毛新聞社出版部）。自分が料理人であるという原点に立ち返り、「食」で病を治すこと（彼の言う「死なない食事」）に努《つと》めたのです（神尾哲男著『がんで余命ゼロと言われた私の死なない食事』幻冬舎）。

玄米、雑穀、野菜、海藻《かいそう》などを主体に摂る食事療法・マクロビオティックから始められたそうです。そして、自分の土地で取れた旬《しゅん》のものを食べる「身土不二《しんどふじ》」、ひとつの食物を丸ごと食べる「一物全体《いちぶつぜんたい》」、すべてのものが備えている陰《いん》と陽《よう》の性質を賢《かしこ》く活《い》かす「陰陽」の精神に共鳴して料理を作ったそうです。その後、良質の動物性タンパク質や脂肪も摂ることで、「雑食」という名のバランスをもって食べることを心がけられました。

彼の実践した食事法が、その驚異的な余命の延長にどれほど寄与したかは証明のしようがありません。しかし、がんを経験した当事者でなければ持てない気迫によって、進行がんに病《や》んでいるという境遇すらも、自分の食生活習慣の改善につなげようとする前向きな姿勢には、つくづく頭が下がります。結果として、彼の「がん抑制遺伝子」の力は十分に使われたと推測しています。

三つの脳② ツナガル脳

一人暮らしの高齢者に「何をして楽しんでいますか？」とうかがうと、回答の第1位は「テレビやラジオ」ですが、第2位は「仲間との集まりとおしゃべり、親友や同じ趣味を持つ人との交わり」です。そして、半数以上の方は1人では楽しくないと思われています。

いっぽう、よく聞かれるのが「最近、うちのおじいちゃんが頑固《がんこ》になってねえ」です。老化の比較的早い兆候に、「頑固さ」があります。

年を取ると、自分の考えに固執して、主張を変えなくなります。人と話をしているように見えても、すこしも人の話は聞いていません。人の話が途切れるのを待って、自分の言いたいことを言うことだけで、会話は成り立っていません。これは、短時間のうちに、新しく聞いた他人の考えを咀嚼《そしゃく》し、自分の意見と比較して評価することができなくなり、また、そのことが億劫《おっくう》になるからです。

この傾向は、加齢とともに強まっていきます。なぜなら、周りには年下が増えて、相手の言うことを聞く努力をする必要がなくなりますし、聞き手である相手も、ある時点でコメントすることをあきらめてしまい、まともに相手にしなくなるからです。

こうした「孤立」は、どんどん老化を進めます。人と「ツナガル脳」を持つことが、認知症などを防ぐためには大切なのです。何よりも、人とツナガルことは、遺伝子を活性化することにつながります。

具体的には、努めて、相手の言っていることに耳を傾けましょう。少なくとも、相手が自分の言うことに興味を失わず会話をしてくれるために、相手の話の内容はそれほどわかっていなくても、相槌《あいづち》を打つことを提案します。そうすれば、とにかく会話は続きます。そして、そのなかでなんとか相手の良いポイントを見つけ出して、「ほめる」努力をしましょう。

「ほめる」ことは、相手を観察して、他の人にはない、その人にだけある点を見つけなければならないため、けっこう骨が折れます。それを聞いた相手は、「どうせお世《せ》辞《じ》だろう」と思いつつも、嫌な気持ちはせず、会話がはずみます。銀座のホステスさんによれば、お客さんにほめるところが見つからなかったら、とにかく「趣味の良いネクタイをしていらっしゃる」と言っておけばまちがいないそうです。

相手をほめる行為は相手のためではありません。自分の観察力、認知力を保ち、そして他の人から何か良い考えをもらえる機会を増やすことになります。「ほめ上手」は自分のためなのです。

三つの脳③　ワクワク脳

何かを始めようとするイニシエーションの気持ち、すなわち、最初のスイッチを入れることは、AIには持てない感情です。スイッチがオンになることは、まさに遺伝子が使われることです。

最近のデジタルカメラは、顔を認識してピントを合わせてくれる「顔認識機能」や、笑顔のタイミングでシャッターを切ってくれる「スマイルシャッター」などのおかげで、誰でもそこそこ綺麗《きれい》な写真を撮《と》ることができるようになりました。

しかし、それはやはり〝そこそこ〟です。人の心に響《ひび》く、良い写真が撮れるかどうかは、撮影者がいつどこで写真を撮ろうと思い立つか、どのように現場の情景を写真の枠に収めようとするか、にかかっています。そして、シャッターを切ろうとする、その瞬間の気持ちの盛り上がり、すなわちワクワク感が大切です。あとから見て感動が蘇《よみがえ》るような写真を撮る気構《きがま》えを、私たちも人生のさまざまなステージで持ちたいものです。

「老《お》いらくの恋」という言葉がありますが、いくつになっても異性に興味を持つことは恥ずかしいことではありません。むしろ、遺伝子が使われる観点からは、大変すばらしいことです。自分にはとてもできないと悲観する必要はありません。ボランティア活動やお孫さんと一緒に楽しく遊ぶなど、ふれあいの時間を持つことはできます。

また、学び直しや新しい趣味への挑戦は、たとえ途中で飽きてやめてしまうことになっても、それを始める、まずスイッチを入れることのワクワク感こそが大事です。

「Savoring（味わう）」という言葉があります。本来の意味は、お茶などの品質を試すために少量ずつゆっくり飲むことですが、飲食物の味、香り、風味、趣《おもむき》を楽しむことと解釈されています。このSavoringの力が強い人、つまり、日常の何気《なにげ》ない出来事のなかに、おもしろい、心地いいと思えることを見つけ出し、その気づきに感謝することができる人は、幸福度が高いという調査結果もあります。（Smith JL and Hollinger-Smith L Aging Ment Health 19:192-200, 2015）

たのしみは　朝おきいでて　昨日《きのふ》まで　無《な》かりし花の　咲ける見る時

（橘《たちばなあけみ》曙覧著『独楽吟《どくらくぎん》』）

この歌は、１９９４年に、上皇・上皇后両陛下が訪米された際、当時のクリントン大統領が歓迎スピーチの締めくくりに引用したものです。朝起きて、庭を見てみると、昨日までは咲いていなかった花が咲いていることを見つけ出した、その驚きと幸せを感じられる気持ちこそ、「ワクワク脳」です。

教えること、学ぶこと

私が理事を務める日本抗加齢医学会では、２００５年からセンテナリアン71人に対するインタビューを実施していますが、対象者には「先生」と呼ばれる人が多くいます。教師、学者、華道・茶道の師匠、学童の水上安全指導者として20年以上活躍された方もいました（アンチ・エイジング医学 1:99-101,2005～14:314-317, 2018）。

ケンタッキー大学のデヴィッド・スノウドン教授は、６７８人の修道女を研究対象に、加齢とアルツハイマー病の関係について調べました。１９８６年より始まる「ナン・スタディ（修道女研究）」です（デヴィッド・スノウドン著、藤井留美訳『１００歳の美しい脳――アルツハイマー病解明に手をさしのべた修道女たち』DHC)。

それによれば、シスター・メアリー・バッソンは、17歳で修道女となってすぐに小学校で教え始め、84歳まで教鞭《きょうべん》を執《と》っていました。以後、要介護住居棟に移ってからも、新聞や本を熱心に読み、自分より弱っているシスターたちの手助けをしていました。

彼女は、亡くなる2年前の101歳の誕生日直後に行なった認知力検査において、すばらしい成績を収めます。図形を見た通り写す課題では12個のうち9個の図形をクリアし、単語認識テストでは10個の単語のうち8個まで思い出せました。

没後に彼女の脳を調べると、驚くべきことに、彼女はアルツハイマー病の症状がなかったにもかかわらず、脳の重さは870gまでに減少し、記憶をつかさどる脳の海馬《かいば》には、アルツハイマー病で見られる神経原繊維《しんけいげんせんい》変化が、平均の3倍まで増えていました。しかし、不思議なことに、認識力に重要な脳の新皮質《しんひしつ》には変化がほとんどなく、また脳梗塞も見られませんでした。彼女のアルツハイマー病を圧縮する驚くべき力は、他人に教えるという行為にあったのではないかと推測されます。

こうした「先生」と呼ばれる方々は、「学ぶこと」の現場にいました。慶應義塾に属する者にとってなじみが深い言葉に「半学半教《はんがくはんきょう》」があります。もともとは、江戸時代の私塾の教育指針であり、教える側・教師と、学ぶ側・生徒が別々にあるのではなく、おたがいに教え合い学び合い、そして啓発し合うことで深く学び、おたがいを高めていくという考えかたです。

福澤諭吉《ふくざわゆきち》は、この精神を指針に慶應義塾（現・慶應義塾大学）を設立したと言われます。福澤による『慶應義塾社中之約束《しゃちゅうのやくそく》』には、「教うる者学ぶ者との師弟の分《ぶん》を定めず、これをすべて『社中』と唱う」とあります。教えることのなかでの学びがあり、学ぶことが新たな教えの力となります。こうして、学びの姿勢をいつまでも失わないことは、〝三つの脳〟を保ち続けるためには大切です。

三つのホルモン① グレリンと空腹

ホルモンは、私たちの体で作られる化学物質であり、血液に溶《と》けている粒《つぶ》です。ホルモンは、それが作られる臓器から血液中に放出（分泌）され、血管を通して、さまざまな臓器に届けられ、さまざまな作用を発揮します。これまでに100種類ほどが発見されていますが、そのうちの3種類を取り上げます。

腎臓内分泌代謝内科では、胃から分泌されるホルモン「グレリン」と、心臓から分泌されるホルモン「ナトリウム利尿ペプチド」が、全身の臓器に働きかけて、遺伝子の働きを変え、ミトコンドリアを元気にすることを明らかにしました。

グレリンは1999年、国立循環器病センター（現・国立循環器病研究センター）生化学部の寒川賢治《かんがわけんじ》部長（当時）と児島将康《こじままさやす》室長（同）によって発見されました。私たちが空腹になると、胃はその状態を感じ取り、たくさんグレリンを分泌します。おなかがグーと鳴るのはこのためです。分泌されたグレリンは、胃の周囲にある脳へ直通する神経に働きかけて「早く食べろ」と脳に命令します。また、私たちの成長と肉体の維持に大切な「成長ホルモン」の分泌を増やせと命令します。

つまり、グレリンは丈夫な体を作り、そして生きるためのエネルギーをたくさん作り出すことを促すのです。

実験で年老いたマウスにグレリンを投与したところ、筋肉のミトコンドリアの機能が回復して、持久力の低下が防げました（Tamaki M et al. Endocrinology 156:3638-3648, 2015）。また、腎臓が弱ったマウスにグレリンを与えると、減少した腎臓のミトコンドリアの数が増え、タンパク尿が減って腎機能が回復することを見つけ出しました（Fuhimura K et al. PLoS One 9:e94373, 2014）。

このグレリンを人間に投与すると、いろいろな病気に効果を示すことが報告されています。がんでやせてしまった人、心不全、呼吸不全、糖尿病性神経障害などを回復させることが示されました。現在、慶應義塾大学病院では、数カ月後には人工透析をしなければならないと予想される腎臓病の患者さんにグレリンを投与して、人工透析までの時間をすこしでも延ばすことを目的とした臨床試験を行なっています。

三つのホルモン② ナトリウム利尿ペプチドと運動

ナトリウム利尿ペプチドは１９８４年、宮崎医科大学（現・宮崎大学医学部）の松《まつ》尾《お》壽之《ひさゆき》教授（当時）と寒川賢治助手（同）によって発見された、心臓から分泌されるホルモンです。

具体的には血管を広げ、腎臓に働き、よけいな水分や塩分を排泄《はいせつ》することで血圧を下げます。そして、全身から心臓に還《かえ》ってくる血液の量が多くなったり、心拍数が増加したりすると、分泌が増えます。

入浴すると、排尿したくなることはありませんか。これは、体を湯船に浸《ひた》すと水圧が足にかかり、足に溜まった血液が心臓に還ってくることで、ナトリウム利尿ペプチドが分泌されるからです。

腎臓内分泌代謝内科において、ナトリウム利尿ペプチドの作用が増強された遺伝子改変マウスを作ったところ、脂肪組織や筋肉などのミトコンドリアの数が増え、脂肪が燃焼しやすくなり、太りにくく、かつ持久力が維持されました（Miyashita K et al. Diabetes 58:2880-2892, 2009）。

ナトリウム利尿ペプチドは、適度な運動で分泌が増えます。運動は、1日20分ほど、隣の人と話ができるぐらいのキツさを毎日続けるのがいいでしょう。歩くことが推奨されていますが、両足が一瞬でも地面から離れるような運動、ジョギングはさらにいい動きになります。すこし脈拍が上がる程度の運動を目指してください。

三つのホルモン③　オキシトシンとふれあい

現在、「オキシトシン」というホルモンが「愛情ホルモン」として注目を浴びています。オキシトシンは、脳のなかで視床下部の神経核である室傍核《しつぼうかく》で作られますが、下垂体《かすいたい》に運ばれ、血液に溶けて全身に回っていきます。

私が医学部学生の時、オキシトシンは分娩時に子宮を収縮させ、乳腺を刺激して乳汁《にゅうじゅう》分泌を促すと習いました。しかし、オキシトシンは男性にも存在しますし、女性も妊娠・分娩時以外でも、生涯にわたって分泌されています。そして、最近の研究から、オキシトシンは、子宮に作用するだけでなく、脳にも働くことがわかってきました。

オキシトシンは母親を、自分が産んだ子どもを何ものにも代えがたく「愛《いと》おしい」と感じるように仕向けます。さらに、子どもだけでなく、自分が見つけた「パートナー」を愛おしく思う気持ちを与えます。

オキシトシンは性交渉、愛撫《あいぶ》や抱擁《ほうよう》など皮膚への接触で、その分泌が増えることが知られており、「抱擁ホルモン」とも呼ばれます。つまり、「ペア・ボンド（pair bond、夫婦の一体感）」の気持ちを高めてくれるわけです。

最近、オキシトシンを点鼻《てんび》で投与することが試され、投与された男性は、自分のパートナーの女性に対して、さらに愛おしいと思う気持ちが高まりました。しかし、まったく知らない女性には興味を持つことはありませんでした。ですから、オキシトシンは「浮気防止ホルモン」と言ってもいいかもしれません。

仲の良い夫婦が社交ダンスをされている光景を見かけることがあります。これは、仲が良いから社交ダンスをするのではなく、社交ダンスをするから仲が良くなるのかもしれません。

オキシトシンは、2人の〝つながり〟のためのホルモンですが、ペットとのふれあいでもその分泌を高めることができます。実際、犬を撫《な》でると血中のオキシトシン濃度が高まるという研究もあります。また犬を飼っている人は心臓病になりにくく、なったとしても重症化しにくいという調査結果もあります。

第7章で、アンドロイドを肥満症の治療に使おうとしていると述べましたが、これは、アンドロイドとの「ふれあい」によって遺伝子がうまく使われるようになることを期待しているのです。

心にも影響を与える腸内細菌

私たちの腸には1000種類以上、100兆個を超える腸内細菌がいます。その重さは、なんと1~1・5kg。ちなみに、便は食べたもののカスと思いがちですが、その半分は腸内細菌（の死骸）です。私たちは、おなかのなかにエサを毎日与えなければならない子犬・子猫のようなペットを飼っているわけです。

最近の研究から、がん、アレルギー、肥満、メタボリックシンドローム、さらに、パーキンソン病などの神経疾患や自閉症などに腸内細菌がかかわっていることがわかってきました（もちろん程度の差はあります）。ひょっとすると、私たちの性格や行動パターンも、腸内細菌の影響を受けているかもしれません。

また、これほどまでに花粉症が増えてきたのは、1950年代に、抗生物質が開発されて、子どもたちに必要以上に投与され、腸内細菌が殺された結果であるとの推論もあります。確かに、抗生物質登場の頃から花粉症は爆発的に増えています。

なぜ、これほどまでに腸内細菌が私たちの心身に影響を持つのでしょうか。

腸内細菌が、体内に入り込むことはありません。私たちが食べた食物を腸内細菌が消化吸収して自分たちの栄養分とする過程で作られたさまざまな代謝産物が、体内に取り込まれるのです。この代謝産物は、腸の細胞にも働きますが、血液に入って全身をめぐり、また腸の周囲に密に分布する神経に直接作用して、その神経の興奮が脳に伝えられます。また、リンパ球など免疫細胞に働きかけることで、活性化した免疫細胞は体のさまざまな臓器に散らばっていき、作用をおよぼします。

つまり、腸内細菌の変化は、その代謝物の変化として、私たちの心（脳の働き）と体に深く影響します。腸内細菌が作り出す代謝産物は、ホルモンのように働くわけです。

慶應義塾大学医学部微生物学・免疫学教室の本田賢也《ほんだけんや》教授は、腸内細菌が作り出す代謝産物である「短鎖《たんさ》脂肪酸」が、腸の表面を作っている上皮《じょうひ》細胞のシートの下に入り込んでいる免疫細胞に働きかけて、その細胞の遺伝子にエピゲノム変化を起こし、体のなかに有害な物質が入ろうとする時の防御力をアップさせ、「免疫メモリー」

を作ることを明らかにしました。

逆に、脂肪分が多い食事を摂りすぎると腸内細菌が変化し、脂肪分をたくさん摂ったという「脂肪メモリー」がリンパ球に残り、体に悪影響をおよぼします。

「断食3日たつと世界が変わる。空気がおいしくなる」ということをよく聞きます（私も最近、実体験しました）。第5章でも触れましたが、断食をすると、エネルギー源として脂肪が燃やされ、ケトン体が増えます。実は、ケトン体は短鎖脂肪酸のひとつです。3日間ほどで、ケトン体が脳の遺伝子のエピゲノム変化を起こさせ「断食メモリー」を作るからなのです。

腸内細菌を変える

103歳のSさん（女性）は毎日、定時に起床し、麻雀《マージヤン》をするために近所の雀荘《ジヤンそう》に行きます。彼女は10種類以上の帽子を所有し、今日はどれにしようかしらと迷いながら、お化粧をして出かけます。雀荘では、家族が作った持参弁当を食べ、気の合った仲間と談笑しながら、15時まで麻雀を楽しみます。

図表18 腸内細菌の年齢変化

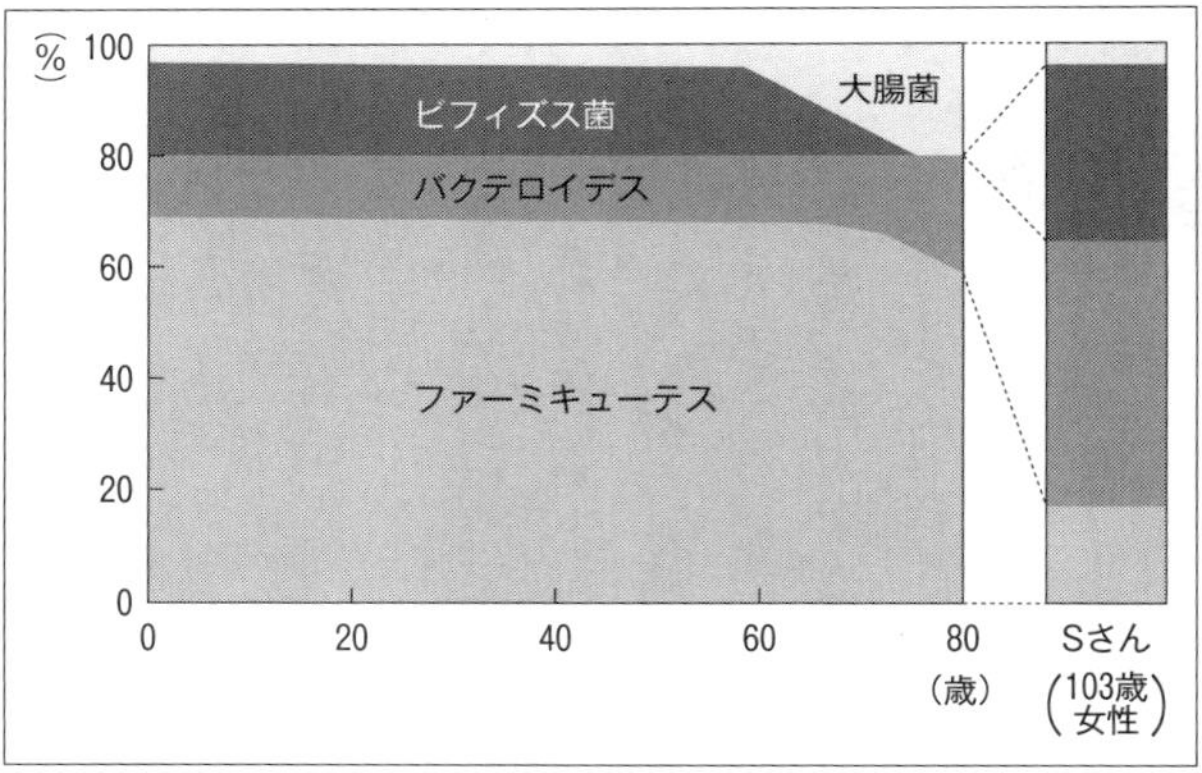

(慶應義塾大学医学部腎臓内分泌代謝内科学教室)

このように、規則正しい生活、十分な睡眠、人目を気にする、適当な運動をする、品目の多い食事を定時に摂る、仲間がいる、楽しみを持つ、趣味を嗜《たしな》むなどの行動は、ホルモンバランスを保つうえで良いことばかりです(『なんでもホルモン——最強の体内物質が人生を変える』伊藤裕著、朝日新書)。

一般的に、加齢とともにいわゆる悪玉菌《あくだまきん》である大腸菌は増え、善玉菌《ぜんだまきん》のビフィズス菌は減っていきます。しかし、驚いたことに、Sさんの腸内細菌の構成はまったく異なるものでした(図表18)。腸内細菌から見たSさんの年齢(腸年齢?)は、60歳と推定されたのです。

Sさんが、幸せそうなのは、良い腸内細菌の作り出す代謝産物により、遺伝子が十分使われていることが、その一因ではないかと思います。

では、どうすれば、良い腸内細菌が育つのでしょうか。

理化学研究所イノベーション推進センターの辨野義己《べんのよしみ》特別招聘研究員は、数千人におよぶ腸内細菌と、その人の生活習慣を調査した結果、喫煙者、野菜をよく摂る高齢者、発酵乳《はっこうにゅう》・乳酸菌飲料・パンをよく摂る若い女性、大腸がんや同ポリープが見つかった人などに、特徴ある腸内細菌が見られるとしています（辨野義己著『大便力――毎朝、便器を覗く人は病気にならない』朝日新書）。

また、高脂肪食をわずか1週間摂るだけで、腸内細菌が変化するという報告もあります。海外旅行などで日夜逆転し、生活リズムが変わることでも腸内細菌は変化します。しかも、太りやすい体質にする腸内細菌が増えるようです。

ヨーグルトなどの乳酸菌飲料を毎日飲むことは、腸内細菌を増やすことにつながります。どのヨーグルトがいいでしょうと聞かれることが多いのですが、腸内細菌はそれこそ指紋のように千差万別です。それは、出産・授乳の時に母親の産道、皮膚から腸内細菌をもらうからで、母親の腸内細菌にとても似ています。しかも、腸内細菌は生涯大きく変わることはありません。ですから、その人に合うヨーグルトもそれぞれです。

１週間ぐらい続けてみて、おなかの調子が変わったと感じるならば、少なくともその人の腸内細菌を変えていると言えるでしょう。

しかし、ヨーグルトを食べるのをやめると、元の状態に戻ってしまいます。抗生物質を飲み続けていると下痢をするのは、腸内細菌がある程度殺されたからですが、抗生物質を飲むのをやめればおなかの調子が戻るのは、元の腸内細菌が増えてくるからです。

私も、ようやく自分に合うヨーグルトを見つけ出しました。そのヨーグルトを植え継ぎながら育て、毎日食べています。

ところで、食物繊維（難溶性《なんようせい》多糖）は、タンパク質、脂肪、炭水化物、ミネラル、ビタミンに次ぐ第六の栄養素と言われています。しかし、私たちは食物繊維を消化することができません。つまり、直接の栄養素にはならないのです。それにもかかわらず、健康にとって大切だと言われるのは、食物繊維が、腸内細菌たちのエサになるからです。

食物繊維は、豆類、穀類（未精製）、野菜（ゴボウ、タマネギ、大根）、ナッツ、果物、海藻などに豊富に含まれています。健康維持にとって大切であるにもかかわらず、私たちは摂取基準値（男性20g以上、女性18g以上）を摂取できていません。私たちがおなかのなかに〝飼っている〟腸内細菌に毎日エサをやるつもりで、積極的に食物繊維を摂りたいものです。

人生すごろく

人生とは、「すごろく」のようなもの。場面、場面でサイコロを振って進んでいきますが、出てきたサイコロの数字で、そのコースは大きく変わってしまいます。そして、遺伝子に刻《きざ》まれた人生コースはさまざまで、私たちの予想をはるかに超えたたくさんの人生コースが用意されています。

「遺伝子を使う」ということは、まさに「人生すごろく」でサイコロを振ることです。サイコロの目がいくつになるかは、振ってみなければわかりません。その結果、これまでとはまったく違ったコースを歩むことになることもありますし、振り出しに戻ってしまうこともあります。予想通りにはなかなかいきません。

しかし、サイコロを振らないと始まりません。どんなコースをたどることになっても、またサイコロを振ろうと思えることこそ大切です。そうすることで「遺伝子が使われる」豊かな生活が実現します。

おわりに――112歳の見る夢

――幸せです。

これは、「はじめに」で紹介した、日本人男性最高齢の渡邉智哲さんに「今幸せですか?」と質問した時の答えです。なぜ「幸せなのですか?」とうかがうと、「みんなが大切にしてくれるから」と答えられます。渡邉さんのようなスーパーセンテナリアンにとって、「幸せ」とは「感謝」なのです。「生かされている」という思いが「幸せ」な気持ちを生むのでしょう。

「どうして、こんなに長く生きられたと思いますか?」と聞くと、「いつも笑顔でいたから」と文字通り、笑顔が返ってきます。

50年以上、渡邉さんの世話をされている義理の娘さん（息子の妻）によれば、これまでひとつとして不平不満を言われたことはなく、周りの人たちからも好かれているそうです。自分もお世話することがまったく嫌ではない、とも言われました。

では、渡邉さんにとって「生きている」とはどういうことなのでしょうか。

「今の生活はどうですか？」

「上々《じょうじょう》です」

「体の調子はどうですか？」

「健康です」

「苦しいことはないのですか？」

「心配してもしかたがない」

「生きていくのは大変ですか？」

「大変ではない」


印象的だったのは、「年を取ると役に立たなくなりますか？」に対する返答「役に立たない」です。私は、中国の古典『荘子《そうじ》』で語られる「無用《むよう》」と「遊《ゆう》」を思い起こしました。

――大工の棟梁《とうりょう》が斉《せい》の国を旅していると、神木《しんぼく》として祀《まつ》られているクヌギの巨木に出会います。しかし、彼は見向きもしません。怪訝《けげん》に思った弟子が理由を聞くと、「あの巨木は曲がりくねって虫が入りやすいうえに脂《あぶら》も多く、家具の材料には向かない『無用』の木だ」と言います。棟梁は、建材として役に立つのかという観点でしか見ていなかったのです。しかし、それはひとつの分別《ふんべつ》にすぎません。クヌギは棟梁に尋《たず》ねます。「おたがい古くなり、あなたが言われるように無用となってきているが、本当に相手のことがわかっているのか？」と。クヌギは数千の牛を覆《おお》い隠せるほど生《お》い茂り、幹《みき》は百かかえの太さでいつも数多くの人々を集め、魅了していました——。

渡邉さんは、これまで多くの人の「役に立って」きたでしょう。その末《すえ》に今、渡邉さんの周囲に多くの人たちが集《つど》い、気持ち良く世話を受けながら、癒《いや》しの空間を現出させているのです。クヌギの木のように。

世間的な有用さを離れて、自分は無用と思えるようになってはじめて見えてくる、生きる価値というものがある。そうなることで、本当に人生を「遊ぶ」ことができるようになる、と『荘子』を著した荘周《そうしゅう》は伝えたかったのです。「悠々自適《ゆうゆうじてき》」「エンジョイ・ライフ」は、荘子にルーツがあります。

渡邉さんも「遊び」の気持ちを持ちながら、限界寿命まで健康で、そして幸福に生きてこられたのでしょう。限界寿命＝生命寿命＝健康寿命＝幸福寿命。つまり、すべての寿命が完全に一致した、完璧な人生を歩んだ超・長寿者なのです。

『荘子』と言えば、「胡蝶《こちょう》の夢」――蝶になってひらひら飛んでいる夢を見たが、目覚めると、今の自分がいる。これは、自分が蝶になる夢を見ていたのか、蝶が今自分という夢を見ているのかどちらなのか――が有名です。そこで、渡邉さんに「夢を見ますか?」と聞いてみました。

「よく眠れます。そして、夢はよく見ます」と言われたので、それは蝶のようにひらひらと楽しく舞《ま》っている夢ではないかと期待して、「それはどのような夢ですか?」と聞いてみましたが、残念ながら「覚えていない」でした。

厳しい現実も、結局は「夢」と思えることが、生きていくうえで大切であると荘子は説きます。渡邉さんも、そのようにして生き抜いてこられたのかもしれません。

「それでは、過去の楽しい思い出はなんでしたか?」と聞くと、台湾時代の血気さかんな頃のことを語り、当時の歌を台湾語で歌ってくれました。「歌詞はどのような意味ですか?」には、飄々《ひょうひょう》、嬉々《きき》として「楽しい、幸せ!」と言われます。そして、右手の親指と人差し指で丸を作り、微笑《ほほえ》みました（222ページの写真5）。

写真5 112歳の笑顔

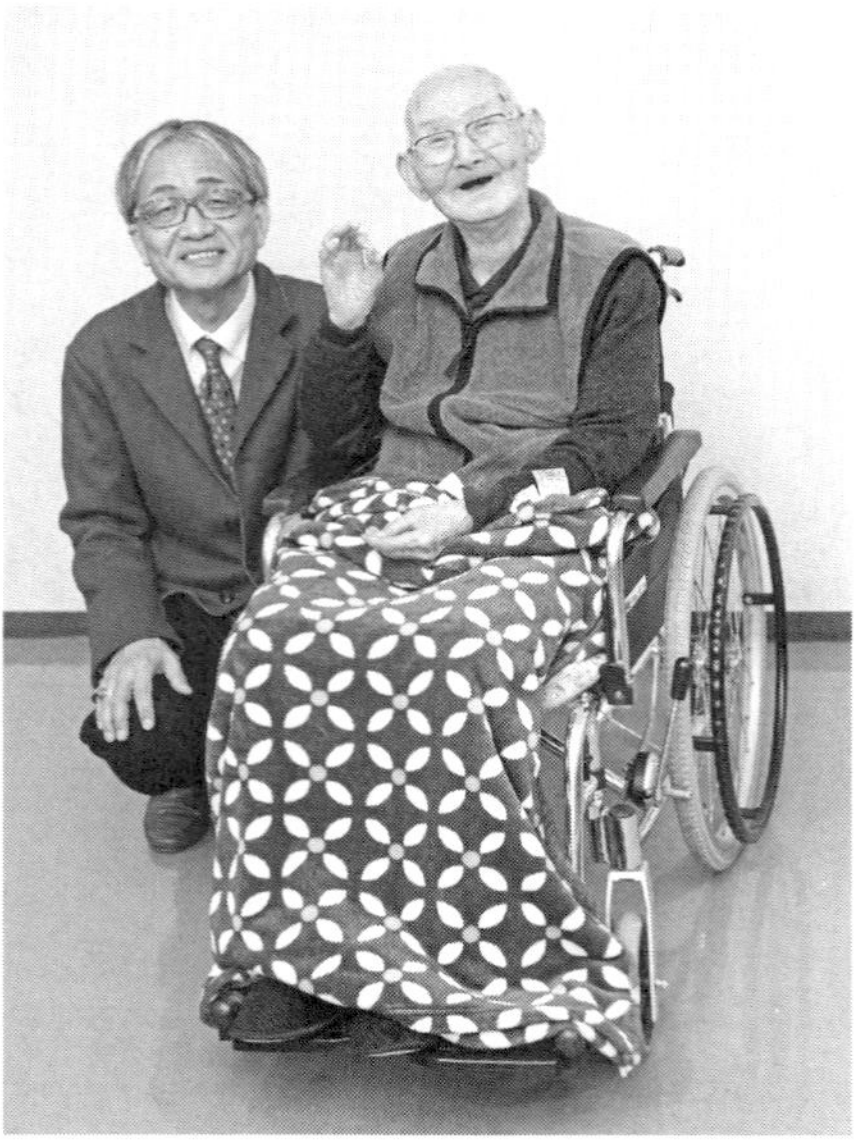

日本人男性最高齢の渡邉《わたなべ》智哲《ちてつ》さん(右)と著者

「あと、どれぐらい生きたいですか?」と聞くと、「わかりません。いつ死ぬことになってもしかたない」。しかし、そのあとに「でも、あと10年は大丈夫」とはっきり言われました。

最後に、「これから何をしていきたいですか?」とうかがうと、意義深い答えが返ってきました。

——生きることです。

伊藤《いとう》 裕《ひろし》

謝辞　本書の上梓《じょうし》にあたり、多くの方にお世話になりました。慶應義塾大学医学部百寿総合研究センターの広瀬信義特別招聘教授ならびに新井康通講師には超・長寿者との出会いの機会を設けていただきました。おふたりの長年にわたるご本人、ご家族とのおつきあいの賜物《たまもの》であると深く感謝しています。

『臓器の時間』以来、久しぶりにご担当いただいた祥伝社新書編集部の飯島英雄さんにも、お世話になりました。思いつくままに、本題と関係がないことまで書いてしまいがちな私に対して、常に読者目線からはずれることなく、盆栽名人のように、鉢《はち》の大きさに見合った形で枝葉《えだは》を切り、全体のバランスが整うように剪定《せんてい》していただきました。また、一緒に本を作るにあたって新たな気づきがあり、勉強になりました。感謝いたします。

JASRAC 出 1904758-901

切りとり線

★読者のみなさまにお願い

この本をお読みになって、どんな感想をお持ちでしょうか。祥伝社のホームページから書評をお送りいただけたら、ありがたく存じます。今後の企画の参考にさせていただきます。また、次ページの原稿用紙を切り取り、左記まで郵送していただいても結構です。

お寄せいただいた書評は、ご了解のうえ新聞・雑誌などを通じて紹介させていただくこともあります。採用の場合は、特製図書カードを差しあげます。

なお、ご記入いただいたお名前、ご住所、ご連絡先等は、書評紹介の事前了解、謝礼のお届け以外の目的で利用することはありません。また、それらの情報を6カ月を越えて保管することもありません。

〒101-8701（お手紙は郵便番号だけで届きます）
祥伝社新書編集部
電話03（3265）2310
祥伝社ホームページ　http://www.shodensha.co.jp/bookreview/

★本書の購買動機（新聞名か雑誌名、あるいは○をつけてください）

＿＿＿＿新聞の広告を見て	＿＿＿＿誌の広告を見て	＿＿＿＿新聞の書評を見て	＿＿＿＿誌の書評を見て	書店で見かけて	知人のすすめで

★100字書評……「超・長寿」の秘密

名前

住所

年齢

職業

伊藤 裕　いとう・ひろし

慶應義塾大学医学部教授、同百寿総合研究センター副センター長、医学博士。1957年、京都市生まれ。京都大学医学部卒業、同大学院医学研究科博士課程修了。ハーバード大学医学部博士研究員、京都大学大学院医学研究科助教授などを経て現職。専門は内分泌学、高血圧、糖尿病、抗加齢医学。日本高血圧学会理事長も務める。世界ではじめて「メタボリックドミノ」を提唱した。高峰譲吉賞、井村臨床研究賞など受賞多数。著書に『臓器の時間』など。

「超《ちょう》・長寿《ちょうじゅ》」の秘密《ひみつ》
——110歳《さい》まで生《い》きるには何《なに》が必要《ひつよう》か

伊藤《いとう》 裕《ひろし》

2019年 6 月10日　初版第 1 刷発行

発行者………………辻 浩明
発行所………………祥伝社しょうでんしゃ
〒101-8701　東京都千代田区神田神保町3-3
電話　03(3265)2081(販売部)
電話　03(3265)2310(編集部)
電話　03(3265)3622(業務部)
ホームページ　http://www.shodensha.co.jp/
装丁者………………盛川和洋
印刷所………………萩原印刷
製本所………………ナショナル製本

Printed in Japan　ISBN978-4-396-11572-2　C0247

〈祥伝社新書〉
大人が楽しむ理系の世界

419
1日1題! 大人の算数
あなたの知らない植木算、トイレットペーパーの理論など、楽しんで解く52問

埼玉大学名誉教授 **岡部恒治《つねはる》**

318
文系も知って得する理系の法則
生物・地学・化学・物理——自然科学の法則は、こんなにも役に立つ

元・慶應義塾高校教諭 **佐久《さく》 協《やすし》**

338
大人のための「恐竜学」
恐竜学の発展は日進月歩。最新情報をQ&A形式で

北海道大学准教授 **小林快次** 監修

サイエンスライター **土屋 健** 著

490
オスとメスはどちらが得か?
生物界で繰《く》り広げられているオスとメスの駆け引き。その戦略に学べ!

静岡大学農学部教授 **稲垣栄洋《ひでひろ》**

430
科学は、どこまで進化しているか
「宇宙に終わりはあるか?」「火山爆発の予知は可能か?」など、6分野48項目

名古屋大学名誉教授 **池内 了《さとる》**

〈祥伝社新書〉
大人が楽しむ理系の世界

290
ヒッグス粒子の謎
なぜ「神の素粒子」と呼ばれるのか？　宇宙誕生の謎に迫る
東京大学准教授
浅井祥仁《しょうじ》

229
生命は、宇宙のどこで生まれたのか
「宇宙生物学（アストロバイオロジー）」の最前線がわかる
神戸市外国語大学准教授
福江　翼

475
宇宙エレベーター　その実現性を探る
しくみを解説し、実現に向けたプロジェクトを紹介する。さあ、宇宙へ！
東海大学講師
佐藤　実

215
眠りにつく太陽　地球は寒冷化する
地球温暖化が叫ばれるが、本当か。太陽物理学者が説く、地球寒冷化のメカニズム
神奈川大学名誉教授
桜井邦朋《くにとも》

242
数式なしでわかる物理学入門
物理学は「ことば」で考える学問である。まったく新しい入門書
桜井邦朋